微信扫码获取配套学习资源
成为儿推会员即享超值福利

教学视频 专家悉心讲解小儿推拿操作手法,帮你快速掌握张汉臣小儿推拿要领。

专家答疑 专家在线一对一答疑解惑,帮你解决小儿推拿使用过程中遇到的各种问题。

科普圈 加入小儿推拿科普圈,获取更多小儿推拿流派教学视频、定时推出的小儿推拿专家视频直播课程等专业、权威、系统的小儿推拿知识。

如何领取线上学习资源?

无需下载,免去注册,省时提效

1. 微信点击扫一扫;
2. 扫描本页二维码;
3. 关注"青岛出版社微服务"公众号。

张汉臣小儿推拿

张锐 ◎ 主编

青岛出版社

前 言

已故全国著名小儿推拿名医张汉臣老先生原籍山东蓬莱县人。少年时即随师习中医内科,熟读《黄帝内经》《伤寒论》《金匮要略》等中医古籍,以及中医儿科和小儿推拿名著,如《小儿推拿广义》《小儿推拿秘诀》《幼科推拿秘书》《厘正按摩要术》等。1925年拜蓬莱县小儿推拿名医艾老太为师,由此致力于小儿推拿事业。1930年来青岛挂牌行医。1957年张老被当时的青岛医学院附属医院聘为小儿推拿室负责人,创立了小儿推拿中医门诊和拥有10张床位的儿科推拿病房,承担了中医门诊和病房患儿的治疗及教学任务。在长期的临床实践中继承、发扬、充实、提高了《厘正按摩要术》的学术思想,逐渐形成了自己独特的学术思想,对中医儿科,尤其对小儿推拿有较深的造诣,张汉臣小儿推拿学派成为山东小儿推拿三大流派之一,为发展中医儿科学术作出了突出的贡献,在全国小儿推拿界享有很高的声誉。他治学严谨,勤于著述,曾编撰了《小儿推拿概要》《实用小儿推拿》两本小儿推拿专著,分别在1962年和1974年由人民卫生出版社出版。两书无论是从学生教学用书方面还是从实用性方面都得到读者的好评。

今年是张汉臣老先生诞辰107周年,作为张汉臣小儿推拿学术思想的继承人和接班人,青岛大学附属医院小儿推拿室自建立以来一直沿用张汉臣小儿推拿流派的学术理论与技法,通过师承代代相传,并不断发展。本书是在张汉臣小儿推拿学术思想的基础上进行整理和内容扩充,主要介绍了张老常用的诊治方法(如望诊法)、手法、穴位及常见病的临床推拿治疗与应用体会,以供大家参考使用。

编者

2017年5月25日

目 CONTENTS 录

第一章　张汉臣小儿推拿基础知识

一　张汉臣小儿推拿流派学术思想及技法特色介绍 / 2
二　小儿的生长发育 / 6
三　小儿的生理病理病因特点 / 9
四　小儿疾病的四诊要点 / 13
五　小儿疾病的辨证要点 / 26
六　小儿推拿常用治法 / 33
七　小儿推拿的基本常识 / 35

第二章　张汉臣小儿推拿常用手法

一　小儿推拿常用基本手法 / 38

推法 / 38
捣法 / 39
摩法 / 40
挤捏法 / 40
捏法 / 41
捻法 / 41
拿法 / 42
掐法 / 42
拍法 / 43
擦法 / 43
按法 / 44
搓法 / 44
运法 / 45
摇法 / 45
揉法 / 46

二　小儿推拿常用复式手法 / 46

打马过天河 / 46
水底捞明月 / 47
赤凤点头 / 47
苍龙摆尾 / 47
按弦走搓摩 / 48
黄蜂入洞 / 48
开璇玑 / 49
猿猴摘果 / 50

第三章　张汉臣小儿推拿常用穴位

一　手臂部穴位 / 52

脾经 / 52
肝经 / 53
心经 / 54
肺经 / 54
大肠 / 56
小肠 / 56

目 CONTENTS 录

内劳宫 / 57
肾经 / 58
二扇门 / 59
阴阳 / 60
板门 / 60
外八卦 / 61
内八卦 / 62
肾顶 / 62
四横纹 / 63
总筋 / 64
运土入水 / 64
一窝风 / 65
运水入土 / 65
天河水 / 66
肾纹 / 67
威灵 / 68
六腑 / 68
外劳宫 / 69
小天心 / 70
小横纹 / 70
列缺 / 71
三关 / 72
十宣 / 72

二人上马 / 73
合谷 / 74
精宁 / 74
五指节 / 75
少商 / 76
老龙 / 76
膊阳池 / 77
曲池 / 77
右端正 / 78
左端正 / 78
曲泽 / 79

二 头颈部穴位 / 79

桥弓 / 79
耳后高骨 / 80
坎宫 / 80
太阳 / 81
人中 / 81
天门 / 82
迎香 / 82
印堂 / 83
山根 / 83
风池 / 84
颊车 / 84
新建 / 85
天柱骨 / 85
百会 / 86

目 CONTENTS 录

三　胸腹部穴位 / 86

天突 / 86
膻中 / 87
乳根 / 88
曲骨 / 88
乳旁 / 89
天枢 / 89
丹田 / 90
关元 / 90
脐 / 91
中脘 / 92
气海 / 92
腹 / 93
肚角 / 94

四　腰背部穴位 / 94

脾俞 / 94
大椎 / 95
肾俞 / 95
肺俞 / 96
肝俞 / 96
龟尾 / 97
心俞 / 97
脊柱 / 98
胃俞 / 98
七节骨 / 99
定喘 / 99

肩井 / 100
膈俞 / 100

五　下肢部穴位 / 101

承山 / 101
解溪 / 101
丰隆 / 102
阳陵泉 / 102
三阴交 / 103
昆仑 / 103
涌泉 / 104
足三里 / 104
委中 / 105
箕门 / 106
仆参 / 106

第四章　小儿常见病症的推拿治疗

感冒 / 108
发热 / 115
咳嗽 / 120
哮喘 / 129
惊证 / 134
喉痹 / 138

目 录 CONTENTS

乳 蛾 / 142

泄 泻 / 146

呕 吐 / 160

厌 食 / 168

积 滞 / 171

痄 证 / 176

腹 痛 / 181

便 秘 / 186

口 疮 / 191

弄 舌 吐 舌 / 195

新生儿不乳 / 199

胎 黄 / 203

汗 证 / 207

脱 肛 / 214

尿 频 / 219

遗 尿 / 222

第五章　小儿保健推拿

一　安神保健推拿 / 228

二　益智保健推拿 / 230

三　健脾和胃保健推拿 / 231

四　保肺推拿法 / 233

五　佝偻病保健推拿 / 235

第一章

张汉臣小儿推拿基础知识

一、张汉臣小儿推拿流派学术思想及技法特色介绍

张汉臣,男,字新棠,赓戌(1910—1978),山东蓬莱县人。少年时即随师学习中医内科,熟读《黄帝内经》《伤寒论》《金匮要略》等中医古籍,以及中医儿科和小儿推拿名著,如《小儿推拿广义》《小儿推拿秘诀》《幼科推拿秘书》《厘正按摩要术》等。1925年拜本县小儿推拿名医艾老太为师,由此致力于小儿推拿事业。1930年来青岛挂牌行医。1957年被当时的青岛医学院附属医院聘为小儿推拿医师,承担中医门诊和病房患儿的治疗及教学任务。在长期的临床实践中继承、发扬、充实、提高了《厘正按摩要术》的学术思想及临床应用。他以祖国医学的阴阳、五行、脏腑经络等学说为理论基础,严格遵循辨证论治的治疗法则。其创始的张汉臣小儿推拿流派学术思想及技法特色鲜明。

(一)学术思想

1. 推崇稚阴稚阳,注重"扶正""补泻兼治"

该流派的最大特点是:"治病求本",注重"扶正",以助祛邪,严守"补虚扶弱"和"补泻兼治"的治法,创立小儿推拿"扶正"派。这是因为该流派牢牢抓住小儿稚阴稚阳的生理病理特点,以阴阳、五行、脏腑经络等学说为理论基础,确定平衡阴阳、调整脏腑的基本治疗方法是扶正祛邪,并作为儿科的第一要务。为此该流派补肾水、补脾经多常用。该流派认为小儿属稚阴稚阳之体,寒温不宜太过,补泻不可过猛,为此常用汗、吐、下、和、温、清、补、消八法相互制约,相须为用。常清法配合温法,补法配合清法,如补肾经配清板门,以滋阴清热;补肾经配揉二马,以滋阴潜阳,补肾填精,补先天之本;补脾经配推三关以益气活血通经。以上四穴又可组成补虚扶弱术组,来扶助正气;补脾经、逆运内八卦、清四横纹组成运脾术组,来益脾扶阳,以补后天之本;小儿生机蓬勃、发育迅速,功能相对旺盛,但先天禀赋不足,营养物质基础薄弱,容易出现"阳常有余""阴常不足",阴阳失衡,治宜平衡阴阳,以达到"阴平阳秘"之果,常用分阴阳、合阴阳、重分阴、重分阳,以及推三关、退六腑组成大分阴阳术对,来恢复人体的自愈能力。

该流派认为小儿的病因虽与成人基本相同,但较成人为单纯。除惊之外,少有七情伤害,多表现为风、寒、暑、湿、伤食等外感内伤之证,感邪后传变迅速,入里化热,变生热证,继而伤阴、伤阳,出现危证。"邪之所凑其气必虚",在治病过程中必须时时顾护正气,祛邪亦不

忘扶正，因此临床治疗中运用了大量的由补肾经、清板门组成的滋阴清热术对，由补脾经、揉一窝风、揉外劳宫组成的温阳散寒术组，及补脾经、清板门、运内八卦、清四横纹组成的调理脾胃术组。

该流派治病范围广，既有常见病、多发病，也有疑难杂症，更有急症，无论何种病症，该流派都主张以"扶正"为主，一定要先考虑患儿的正气。这体现了张汉臣临证"治病求本"的特点，如遇到正气衰弱的患儿或感受外邪，虽有高热，亦可采用推补脾土穴、推上三关等穴，以扶正驱邪。操作手法速度微快，并微用力，虽患儿兼有热邪，但在补法中微用力和速度微快，乃为补中有泻之意，是为标本兼治之法。

2. 注重望诊

在诊断上，该流派掌握小儿生理特点——小儿不能言，言不达意，不能确切地表达病情，手腕部较短，三部不分，加之诊查时大哭大闹，脉诊不易准确，提倡：望、闻为主，问、切为辅，综合其他症状，四诊合参，进行分析辨证。该流派注重望诊，根据"望神"了解疾病的预后和转归；"望形"辨虚实及父母身体状况；"望发"预知先、后天发育营养情况；"望面色及光泽"判断疾病所在，五色鲜、陈表示疾病的深浅；"望苗窍"包括望目、耳、口、鼻、前后阴，通过五官的形态及色泽，辨脏腑的健康状况。该流派擅长望神、色、形、发和苗窍，尤其擅长望鼻及"滞色"，通过望鼻准、鼻翼、山根、年寿，判断疾病的轻重缓急，作为治疗及抢救的参考依据；重视并建立起关于"滞色"的标准、分类、意义、观察方法和与之相应的小儿推拿体系。

3. 注重整体观念和辨证论治

该流派认为辨证首先应"正确地认识疾病的本质，为临床治疗提供依据"，这句话的含义是牢牢抓住疾病发生、发展及演变的主要病机，即先辨病后辨证，辨证时以八纲辨证为"总纲"（主线），结合脏腑辨证、病因辨证及其他辨证体系，正确认识具体脏腑的病因病机，才能立法定治则。八纲辨证时又以阴阳辨证为"总纲"（主线），结合表里辨证、寒热辨证、虚实辨证，来概括病变的部位、性质、机体与病邪斗争情况。一般顺序是：先辨别表里与脏腑，确定疾病深浅、找出病变部位，然后辨别寒热、虚实，分清病变性质和趋势，最后再分阴阳，加以总的概括。以此建立起小儿推拿辨证论治的诊病程序，并分别与传统治疗八法相对应，"理－法－方－推"环环相扣。例如：临床首先根据小儿面色判断病在何脏，根据面部有无"滞色"，及"滞色"的新沉程度结合其他症状，判断病位是在表在里，还是半表半里。该流派根据"滞色"定治则，若小儿面带滞色，为外感疾病，如见新鲜滞色，表示病邪在表，或半表半里，一般来说外邪入侵1~2天，用解表的穴位即解；如见陈旧滞色，表示病邪已入里，外邪入侵3天以上，治疗要先滋阴清热，再用解表穴，才能顺利解开，否则不容易解表。因此，该流派辨证思路注重整体观念,辨证细致,主次分明。

4. 注重审症求因,探寻机制

(1)对常用57个穴位进行解剖学研究与精确神经定位,这在推拿领域尤其是小儿推拿领域具有开创性。

(2)开创小儿推拿实验先河,运用现代实验方法探讨小儿推拿机制。观察了补脾经、逆运内八卦等对胃液分泌、胃液酸碱度、胃肠蠕动和消化酶等的影响,共做了3个实验,这是现代小儿推拿史上很有影响力的三大实验,为国内外小儿推拿界首次进行的小儿推拿穴位的实验研究。1982年北京科技电影制片厂,曾以推拿治病的理论依据,将该实验摄于《齐鲁推拿医术》影片中,同时拍摄了张氏手法、病种等。

(3)治疗疾病范围广,其所著《实用小儿推拿》中所载71种疾病,多以西医病种为主,疾病谱按照西医的分类标准给予分类,分为五大系统和其他疾病,共六大类疾病。

(4)张汉臣小儿推拿手法被山东省卫生厅认定为"张汉臣小儿推拿技法",于1974年被山东中医学院录制于小儿推拿教学片之中,1981年由山东省卫生厅和山东中医学院录制于《山东推拿集锦》中的《张汉臣小儿推拿》,并多次公演。

(二)技法特色

1. 提出"小儿推拿治疗八法"作为基本法则

该流派针对相同一类病机的病症首先将中医治疗八法引入小儿推拿中,拟定出"小儿推拿治疗八法",作为该流派的基本法则。汗法:用揉二扇门穴和一窝风穴。吐法:用点天突穴和推清板门穴。下法:用逆运内八卦、推四横纹穴加清肺经、退六腑等。和法:用揉小天心、分阴阳、揉小横纹等。温法:用揉外劳宫、推上三关二穴。清法:用推清板门、推清天河水。补法:用推补脾土、推上三关、推补肾水、揉二马等穴。消法:用揉小天心、揉小横纹、揉精宁等穴。

2. 根据病情,因人制宜

(1)根据面色定治则,因病(脏腑)而异:如小儿面青,诊病在肝,应先补肾(滋肾养肝法),首选"补肾经";面黄,诊病在脾,首选"补脾经";以此类推。

(2)根据滞色定治则,因病位而异(见上述)。

(3)根据五色与四时关系定治则,因时而异:该流派沿用古人五色与四时的关系,结合五行生克理论定治则。"临床见非时色,要调到正色。如春天色宜青,若见白色则为金克木,调理原则应抑脾肺而滋补肝肾",以此类推。

（4）根据标本夹杂的不同情况定治则,因病情而异：该流派强调辨别病情的轻重缓急,分别采用先治、后治、兼治等,提出3种治法,治本法适用于本虚标实的病证,治标法适用于标实本也不虚的病证,标本兼治法即标本同治。

3. 善用"术对"与"术组"构成推拿处方基本单元

该流派临证处方讲究配伍施术(张氏称配穴),取穴精简,治理分明,善于将两个作用相近或互补的穴位固定配伍成"术对",3个以上穴位固定配伍成"术组"。如将"补肾水穴"与"揉二马穴"作为"术对",共同起到滋阴潜阳的作用。"术对"或"术组"与中医处方君臣佐使相呼应,理法严谨,主次分明,主穴、配穴按顺序使用。

4. 注重手法"补泻"原则

该流派提出手法要因人、因病制宜。实热证用泻法：力度稍重、频率快（>220次/分钟）、时间较短（10~15分钟）,每日推拿1~2次；虚寒证用补法：手法力度稍轻、频率稍缓（100~200次/分钟）、时间稍长（20~30分钟）,每日推拿1次或隔日1次；危重病儿,手法尤轻,速度慢（100次/分钟）,治疗时间可长达40~60分钟之久,每日推拿2~4次；要求手法熟练,轻重适宜,刚柔相济。

5. 手法及取穴特点

（1）10种基本手法：推法、分法、合法、拿法、揉法、运法、掐法、按法、点法、捏挤法。

（2）独创捏挤法：具有祛邪、清热、透达、化积的作用。其刺激强度重,常用捏挤板门、大椎、天突、神阙、天枢等。

（3）特色穴位与手法：肾顶,小指顶端,按揉或推,用于自汗、盗汗、解颅等。肾纹,小指掌面近端指间关节横纹,掐揉,用于目赤、鹅口疮、热毒内陷、高热时手脚凉和呼气冷等。新建,第2、第3颈椎棘突间,按揉或挤捏,用于咽喉肿痛、声音嘶哑等。新设,第3、第4足趾缝间,趾蹼缘上方,掐揉,用于腹胀、厌食、肠鸣等。

总之,该流派学术思想及特色正如张汉臣亲自总结的"一掌四要"：一掌即掌握小儿无七情六欲之感,只有风、寒、暑、湿、伤食之证的生理特点。四要即一要辨证细致,主次分明；二要根据病情,因人制宜；三要取穴精简,治理分明；四要手法熟练,刚柔相济。该流派特色鲜明、实用,值得学习与推广。

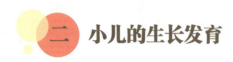
二 小儿的生长发育

生长发育,可因遗传、性别、营养和生活环境等因素的影响,出现个体差异,但在总的速度和各个器官、系统的发育顺序上,都遵循一定的规律。认识总的规律性有助于对儿童生长发育状况的正确评价。

1. 生长发育由量变到质变

机体的生长发育是在量的增长过程中发生质的改变,并遵循生长发育的一般规律,即由上到下、由近到远、由粗到细、由低级到高级、由简单到复杂的规律。如出生后运动发育的规律是:先抬头、后抬胸,再会坐、立、行;从臂到手,从腿到脚的活动;从全掌抓握到手指拾取;先画直线后画圈、图形;先会看、听、感觉事物,认识事物,发展到有记忆、思维、分析、判断。

2. 生长发育是连续的、有阶段性的过程

各年龄阶段生长发育有一定的特点,不同年龄阶段生长速度不同。体重和身长在出生后第1年,尤其前3个月增加最快,第1年为出生后的第一个生长高峰;第2年以后生长速度逐渐减慢,至青春期生长速度又加快,出现第二个生长高峰。

古代医家是运用"变蒸"这一学说来解释婴幼儿生长发育规律的,由于小儿生长发育旺盛,其形体、神智都在不断地变异,蒸蒸日上,逐渐向健全方面发展,此时偶尔出现低热和出汗等症状而无病态者,称之为"变蒸"。关于变蒸的大小,历来观点不尽一致,但对"小蒸"的认识比较统一,认为32天为一"小蒸",共10次,即320天。"小蒸"之后是"大蒸",一般"大蒸"共3次,第1、第2次各64天,第3次为128天,这样大、小蒸共576天。"小蒸"的这种特点非常符合乳婴儿1岁之内生长蒸蒸日上、发育迅速的规律,而"大蒸"也符合1岁之后小儿生长发育速度逐渐减慢的特点。

在"变蒸"的过程中,脏腑功能也随之变化,出现轻重不同的证候。《备急千金要方·少小婴孺方》说:"变蒸之候,变者上气,蒸者体热,变蒸有轻重,其轻者体热而微惊,耳冷尻冷,上唇头白泡起如鱼目珠子,微汗出。其重者体壮热而脉乱,或汗或不汗,不欲食,食辄吐。"

张老认为"变蒸"是特定年龄段的小儿在生长发育过程中由量变到质变的发展变化,具有一定的周期性,但这种周期并不固定,当处于生物周期的节点或是低谷时,机体的某些功

能或许比较低,往往出现一些不适,如发热、烦躁、出汗、食欲不振、呕吐等。因此表现为阶段性显著变化的规律,每隔一定阶段"变蒸"后小儿的身心发育常会有质的变化,其智慧也有异于前。民间有一种说法,即小儿每28~30天长一次"故事"。有的小儿每个月发一次烧,家长常说"不烧不长大""长一次病,长一次心眼"。但"变蒸"所指的是正常的规律,并非病理状态。古代医家认为轻者不必用药,只要静卧即可;重者可以治疗,但不可"深治太过"。此时我们用推拿治疗较为适宜,即可避免药物的过度治疗,又能使发热、呕吐的症状得到及时缓解,防止造成不良后果。

3. 各系统、器官生长发育不平衡

人体各器官、系统的发育顺序遵循一定规律。如神经系统发育较早,在出生后2年内发育较快;淋巴系统在儿童期迅速发育,于青春期前达高峰,以后逐渐下降;生殖系统发育较晚。

4. 个体差异

儿童生长发育虽按一定规律发展,但在一定范围内受遗传、环境的影响,存在着相当大的个体差异,发育水平有一定的正常范围,所谓的正常值不是绝对的,评价时必须考虑个体的不同的影响因素,才能做出正确的判断。

这种个体的差异性表现为一定的体质。中医学关于小儿体质的划分方法,主要根据中医学的基本理论来确定,如阴阳五行、脏腑、气血津液理论等。此外,还有根据小儿的体态来划分小儿的体质类型,以五脏为中心,结合有余与不足,以及气血、痰湿、阴阳等方面,将小儿体质分为正常质与偏颇质两大类。

(1) 正常质:正常质小儿一般为体型匀称,营养良好,神情活泼,面色红润,双目有神,毛发黑泽,肌肉结实,筋骨强健,声音洪亮,脉搏有力,舌质淡红润泽,苔薄白,干湿适中。

(2) 偏颇质:为非正常体质类型,不属病理表现,只是潜在有某种病理倾向和对某些病邪的易感性。因此称这些体质类型的小儿是"不正常的正常儿"。

①脾气不足质:这种体质的小儿,营养较差,面色萎黄,头发稀黄,肌肉松软,形体偏瘦,声音尚响亮,双目尚有神,脉搏缓,舌质淡红,苔薄白。小儿由于脾气不足,故易为饮食所伤,出现积滞、厌食、呕吐、泄泻等病症。

②肾气不足质:这种体质的小儿,营养发育较差,形体偏瘦矮,面色萎黄,头发稀黄,立行较迟,夜尿清长,冬季手足凉,哭声低微,懒于玩耍,脉搏沉细或迟缓无力,舌质淡嫩,苔薄白。由于小儿肾气不足,如果失于调护,则在生长发育过程中易患五迟五软、遗尿、水肿等病症。

③肺气不足质：这种体质的小儿，营养发育一般，面色少华，头发稀黄，肌肉一般，哭声低微，动辄汗出、气短，双目尚有神，脉搏细，舌质淡红，苔薄白。小儿由于肺气不足，卫外机能未固，若失于调摄，则外邪易由表而入，侵袭肺系，以时行病、感冒、咳嗽、肺炎喘嗽等病症最为常见。

④肝阴不足质：这种体质的小儿，营养发育一般，面色萎黄，皮肤不润，形体偏瘦，目干多眨，双目尚有神，头发稀黄，两颧色红，脉搏弦细，舌质偏红少津，苔少。若失于调摄，则易引动肝风，出现柔不济刚、筋脉失养的症状，如抽搐、角弓反张、肢体瘫痪等。

⑤心血不足质：这种体质的小儿，发育一般，面色少华，口唇色淡，形体偏瘦，头发稀黄，易心悸惊恐，脉搏细而无力，舌质淡，苔薄。易发生心悸、怔忡、血虚等。

⑥脾弱湿滞质：这种体质的小儿，营养发育一般或稍差，面目微浮，形体虚胖，肌肉松软，身重懒动，稍动则息，脘腹痞胀，便溏尿少，食滞难消，脉搏细濡，舌质淡胖，苔腻。易患厌食、积滞、泄泻等病症。

⑦痰湿内蕴质：这种体质的小儿，营养发育一般，面目少华，形体肥胖，身体困重，不喜活动，动则易汗气短，脉搏细滑，舌质淡胖，苔白腻或黄腻。此体质小儿由于痰湿内蕴，在外感因素作用下，易患哮喘、癫痫等，也易发展为肥胖症。现代对痰湿内蕴体质的物质代谢特征进行了初步研究，发现痰湿内蕴体质者在脂代谢、糖代谢、能量代谢等方面均存在异常改变，血液流变学研究显示其血液呈高黏滞状态。

⑧阴虚内热质：这种体质的小儿，营养发育一般，形体消瘦，皮肤干涩，毛发枯黄，口鼻干燥，两颧色红，夜间汗出，手足心热，大便燥结，脉搏细数，舌质红，苔少而无津。此类小儿在发病过程中易出现真阴内亏、火热炽盛证候，常见壮热、抽搐、昏迷、谵语等病症。

⑨脾弱肝旺质：这种体质的小儿，营养发育一般或稍差，形体单薄，精神欠佳，双目尚有神，性情急躁，夜寐易惊，饮食不香，时有腹痛，头发稀黄，脉搏细弦，舌质淡红少津，苔少。此体质小儿由于脾弱肝旺，在疾病发展过程中，易土虚木盛，而出现疳证、泄泻、慢惊风等。

张老针对不同体质类型的小儿，有针对性地进行推拿保健，如脾气不足质、肾气不足质、肺气不足质分别用补脾经、补肾经、补肺经；阴虚内热质重点滋阴清热，多用补肾经、清板门等穴位；对正常质小儿使用不快不慢的正常手法；对虚性体质使用轻手法，用力轻，速度慢，操作时间长；对实性体质使用重手法，用力重，速度快，操作时间短。熟知小儿的体质类型，对于小儿的喂养保健、正确地辨证、预防诊断治疗疾病等都有重要意义。

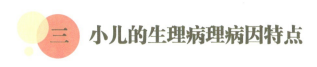

三 小儿的生理病理病因特点

历代医家对于小儿生理病理特点的论述很多。归纳起来,其生理特点主要表现为脏腑娇嫩,形气未充;生机蓬勃,发育迅速。其病理特点主要表现为发病容易,传变迅速;脏气清灵,易趋康复。小儿的病因与成人相比较为单一,主要以外感六淫与内伤饮食最为多见。了解这些特点,对于学习小儿推拿,更好地诊治疾病和做好小儿保健等工作具有十分重要的意义。

(一)生理特点

1. 脏腑娇嫩,形气未充

这是小儿生理特点之一。"脏腑"即五脏六腑;娇,指娇气,不耐寒暑;嫩,指柔弱;"形"指形体结构,即四肢百骸、筋肉骨骼、精血津液等;"气"指生理功能活动,如肺气、脾气等;充,指充实。"脏腑娇嫩,形气未充"是指小儿时期机体各个系统的器官的形态发育和生理功能都是不成熟和不完善的,五脏六腑的形和气都相对不足,其中尤以肺、脾、肾三脏更为突出。

明代医家万全经过长期的临证探索,在总结前人五脏虚实辨证的基础上,结合个人的实践体会,进一步提出了"三有余、四不足"的学说,即肝常有余、心常有余、阳常有余、肺常不足、脾常不足、肾常虚、阴常不足。这一学说的提出,高度概括了小儿时期的体质特征,即小儿生理功能活动特点及病理变化倾向,为临床根据五脏特点辨证论治提供了依据。

清代医家吴鞠通在《温病条辨·解儿难》中,提出了"稚阴稚阳"学说。"稚"指幼稚,"阴"是指体内精、血、津液及脏腑、筋骨、脑髓、血脉、肌肤等有形之质;"阳"是指体内脏腑的各种生理功能活动。小儿出生之后,犹如萌土之幼芽,脏腑柔弱,血气未充,经脉未盛,卫外机能未固,阴阳二气均属不足,"稚阴稚阳"的观点更充分说明了小儿无论在物质基础(阴)与功能活动(阳)上,都是幼稚和不完全的。用现代医学的观点来分析,小儿无论在呼吸、消化、循环、泌尿、造血、骨骼、神经及内分泌等系统方面,其发育与功能均有不够成熟的地方。

2. 生机蓬勃,发育迅速

这是小儿生理的另一特点,是指小儿生长发育过程中,无论在机体的形态结构方面,还是各种生理功能活动方面都是迅速地、不断地向着成熟完善方面发展。年龄越小,生长发育速度越快。以体格发育为例,从初生至周岁小儿体重增长 3 倍,身长增长 1.5 倍。古代医家观察到小儿这种生机蓬勃、发育迅速的动态变化,理论上用"纯阳"来概括,称小儿为纯阳之体。所谓"纯阳",是指小儿在生长的过程中,表现为生机旺盛,蓬勃发展,好比旭日之初升,草木之方萌,蒸蒸日上,欣欣向荣,这并非说正常小儿是有阳无阴或阳亢阴亏之体,而是指小儿发育迅速,对水谷精气的需求更加迫切,相对地感到阴的不足。从现代医学来看,由于小儿新陈代谢旺盛,所需要的营养物质、热量与液体也相对地比成人多。

(二)病理特点

由于小儿脏腑娇嫩,形气未充,寒暖不知自调,乳食不知自节,缺乏自我保护能力,在病理上不仅容易发病,而且变化迅速。因此发病率和病死率都远远高于成人。然而,小儿尚具有生机蓬勃、发育迅速的生理特点,故患病之后由于脏气清灵又有易趋康复的病机转归。

1. 发病容易

(1)易患脾胃疾病:由于小儿具有"脾常不足"的生理特点,对营养精微的需求较成人相对为多,加之乳食不能自节,常会使其脾胃的运化功能紊乱,临床上易于出现消化系统疾病,如食欲不振、吐泻、积滞以及疳证等脾胃病。

(2)易患肺系疾病:由于小儿具有"肺常不足"的生理特点,卫外功能不固,对外界的适应能力较差,六淫疫疠之邪不论从皮毛或从口鼻而入,均先及肺,影响肺之宣肃功能,临床上易于出现呼吸系统疾病,如感冒、咳嗽、哮喘等病症。

(3)易患肾系疾病:肾为先天之本。小儿之禀赋根于父母,出生之后又赖后天水谷之滋养。小儿初生正处生长发育之时,肾气未盛,气血未充,肾气随年龄增长而逐渐充盛。由于小儿具有"肾常虚"的生理特点,即小儿的禀赋不足则肾气先虚,若后天又失于调养,则肾精失于填充,易受虚损。"肾主骨、生髓,通于脑",小儿的抗病能力以及骨髓、脑髓、发、耳齿等的正常发育和功能都与肾脏有关。肾虚常易导致小儿体质虚弱,疾病反复难愈,甚至生长发育迟缓,如骨骼生长不利,出现囟门迟闭、齿迟、行迟、立迟、鸡胸等症。肾气虚损,膀胱气化失利,则发生水肿、尿频、遗尿等。

(4)易患心肝疾病:由于小儿具有"心常有余""肝常有余""阳常有余"的生理特点,感邪后易化热化火,引动肝风,临床上表现为高热惊厥或手足抽搐。"心常有余"除可理解为小儿心气旺盛有余、生机蓬勃的生理特点外,在病理上表现为患病后容易出现哭闹无常、心烦易怒,甚至神志昏迷。

(5)易患时行疾病:小儿初生对自然界不正之气的抗病能力低下,特别是半岁以后,来自母亲的免疫抗体逐渐消失,自身免疫力又尚未发育成熟,尤其易患时行疫疠,如幼儿急疹、风疹、麻疹、水痘、百日咳、流行性腮腺炎、小儿麻痹症等传染病。

（6）易受惊恐：心藏神，肝藏魂，肺藏魄。小儿神气怯弱，一旦耳闻异声、目触异物都可致心神不宁，魂魄不安，而易于发生惊恐，甚则出现惊风、抽搐。从现代医学研究来看，小儿神经系统发育尚未成熟，情感脆弱，故易因精神刺激而发病。

2. 传变迅速

小儿在疾病过程中容易发生转化，变化多端，主要表现为"易虚易实""易寒易热"。

小儿患病变化特别迅速，可一日数变。如上午偶患感冒（表证），下午即可传里而出现肺炎喘嗽（里证）。若不及时治疗，又可迅速出现正虚邪陷、心阳不振、气滞血瘀、虚中有实之象。又如婴幼儿泄泻，原为外感时邪或内伤乳食的实证，剧烈吐泻后，如不及时治疗，常易迅速出现液脱伤阴甚或阴竭阳脱的危候。小儿一旦患病，则邪气易实，正气易虚，实证往往可以转化虚证，虚证也可见实象，或者出现虚实并见的错综复杂证候。

小儿在患病过程中，由于"稚阴未长"，故易呈阴伤阳亢，表现为热的证候；又由于"稚阳未充"，机体脆弱，尚有容易阳虚气脱而出现阴寒之证。天气变化时稍有不慎即可受凉（易寒）；外感风寒常从热化，表现为风热证或里热证（易热）。风寒外束之寒证，郁而化热，热极生风，出现高热抽搐等风火相扇的热厥证；在急惊风之高热抽搐、风火相扇等实热内闭的同时，可因正不敌邪，转瞬出现面色苍白、汗出肢冷、脉微细等阴盛阳衰的虚寒证。

可见，小儿寒热虚实的变化比成人更为迅速而错综复杂，因此，小儿患病后应及时就诊，并嘱随时复诊。复诊时应重新辨证施治，根据病情随时调整推拿的治则与取穴，不可拘泥于原方，亦需根据病证的虚实调整手法的轻重与补泻。尤应注意补不留邪，攻不伤正；勿太过，勿不及。若治疗不及时或处理不当，易使轻病加重，重病转危，甚至导致死亡。医者必须认识小儿这一病理特点，方不致延误病情。

3. 脏气清灵，易趋康复

儿科疾病在病情发展与转归过程中，虽有传变迅速、病情易恶化的一面，但小儿为"纯阳之体"，生机蓬勃，精力充沛，脏气清灵，反应敏捷，且病因单纯，情志因素的干扰和影响相对较少，故患病以后，经过及时恰当的治疗、推拿与护理，病情好转会比成人为快，且容易康复。即便出现危重证候，只要救治及时、恰当，愈后亦比较良好。张景岳在《景岳全书·小儿则》中提出的"其脏气清灵，随拨随应，但能确得其本而撮取之，则一药可愈"。这是对小儿患病易趋康复的概括。

（三）病因特点

小儿发生疾病的病因虽与成人基本相同，但较成人单纯。除惊之外，少有七情伤害，但由于小儿脏腑娇嫩，形气未充，具有"三有余四不足"的特点，对某些疾病又有易感性与特殊性。其病因主要有先天、分娩、外感、内伤、意外、护理、环境、心理因素等。

1. 先天因素

新生儿期疾病多与胎产因素有关。父母的遗传因素、健康状况及营养状态对胎儿均有重要的影响，有可能导致先天性或遗传性疾病。如胎中受惊而致癫痫，胎禀不足而致五迟五软，胎中感受母体湿热而致重舌、木舌、鹅口疮、湿疹等。

2. 分娩因素

由于胎位不正，羊水早破、脐带绕颈、多胎、早产、急产或产妇骨盆畸形、产道狭窄，使胎儿在分娩时受到不同程度的损伤，导致生后吸入性肺炎、缺氧缺血性脑病、脑积水、癫痫、产瘫等。

3. 外感因素

包括六淫（风、寒、暑、湿、燥、火）和疫疠之邪。由于小儿机体抵抗力差，易受外邪侵袭而多时令病，小儿时期易患呼吸道疾病及传染病，如感冒、咳嗽、乳蛾、肺炎、瘟疫等。

4. 内伤因素

包括内伤饮食与饮食失宜等因素，即饥饱失常、饮食不洁、饮食偏嗜、过食生冷肥甘等不良饮食方式，以及家长喂养不当，未按婴幼儿年龄特点调节饮食的品种及数量等损伤脾胃，可导致食欲下降、呕吐、腹泻、腹胀、脘腹疼痛、积滞、疳证等。

5. 意外因素

多因小儿缺乏生活经验，不知危险，父母照料不周所引起。如外伤、烫伤、跌打伤、虫蛇咬伤、气管异物、溺水、触电、中毒等。

6. 护理因素

小儿初生，乍离母腹，对外界环境适应能力弱，需要精心护理，若稍有疏忽，即易患病。如断脐不当、洗浴不慎、衣被失宜、喂养失宜、乱用药物等均可致病。

7. 环境因素

工业化有害气体排放及饮用水污染、食品中添加剂与防腐剂超标、水果蔬菜中的残留农药、居室装饰和家具释放的有害物质等严重危害人体尤其是儿童健康。鼻炎、哮喘、性早熟、肥胖症、铅中毒、多动症及抽动症等,均与环境污染相关。

8. 心理因素

当今家庭大多系独生子女,娇生惯养,溺爱太过,经不起挫折与失败,加上功课紧张、竞争激烈、压力过重、睡眠不足等原因,导致小儿任性、孤僻、自闭、强迫、忧郁等心理行为疾病。

四 小儿疾病的四诊要点

张汉臣认为要正确诊断一种疾病,首先要认识疾病,认识疾病的第一步就是对病人的全面情况进行调查研究,以探求致病的原因、病变所在,以及病情转化和证候特点,从而进行分析判断,以制订治疗方案。小儿疾病的诊断方法,与临床各科一样,均是在中医理论的指导下,利用望、闻、问、切四诊所得的资料,通过八纲辨证、脏腑辨证、经络辨证、卫气营血辨证等理论进行诊断。由于乳婴儿不会讲话,而年长的小儿虽能讲话,但往往言不达意,不能确切地表达自己的病情,故儿科素有"哑科"之称。又因小儿手腕部较短,三部难分,气血未充,脉息不定,加之诊察时哭闹影响脉息,切脉不易准确,给诊断造成困难。因此小儿疾病在诊断上多以望、闻为主,尤其以望诊为主,问、切为辅来综合其他征候,运用辨证法则,进行分析辨证,从而得到正确的诊断。

(一)望诊

望诊分类表

分类	项目	辨证
1.望"神"与"形"	神	寒者神静。
		热者神亢。
		虚者神疲。
		实者神旺。
		精神活泼,肌肉丰满,肌肤致密,肤色润泽,筋骨壮实,为体强少病,即使生病亦易医治。

续表

分类	项目	辨证
1.望"神"与"形"	神	精神萎靡,形瘦发稀,筋骨软弱,颈细柔软,面色苍白,睡时露睛,囟门逾期不合,为先天肾气不足,或后天脾胃失调,平时多病。
	形体	小儿筋骨强健,可测知其父体强。
		小儿肌肉丰满,可测知其后天母乳好。
		小儿体瘦,发稀黄,为母体血热,脾气躁、拗,小儿也然。
2.望头颅	望头形	颅形端正,颅骨坚强者,为先天禀赋强,少病易养。
		颅骨软弱,多病难养。
		新生儿颅骨膨大,骨缝不合者,为脑积水、颅骨缺损,需查明病因。
		头颅形方,为慢惊风。
	望头发	新生儿头发黑亮,禀受父母之精血充沛。
		毛发干稀,为先天胎气不足。
		婴幼儿发逐渐变枯黄,为后天气血亏损,多见于慢性营养缺乏。
		发稀黄而直立,或枕后脱发,多见于慢惊初起。
		毛发作穗或干枯,多为疳证。
	望囟门	正常小儿囟门平坦。前囟在1岁到1岁半闭合。
		过期不闭,属先天禀赋不足或后天营养失调。
		囟门膨起,除小儿哭闹外,常见于急惊抽搐,多属实热证。
		囟门下陷,常见于吐泻伤阴或高热伤阴等证。
3.望面色	五位	额部属心。
		下颌属肾。
		左颊属肝。
		右颊属肺。
		鼻属脾。

续表

分类	项目	辨证
3.望面色	五色	五位色青,主惊主痛。印堂色青,主惊。
		五位色赤主大热,为痰热壅盛或惊悸不安。赤而隐青,双目窜视者,为热极生风,必发惊厥。赤而散在小红点或隐疹的为湿重。
		五位色黄,主脾湿。人以胃气为本,所以略带黄色为有胃气;无黄色为胃气绝;面黄而鲜的,多湿热食积;黄而暗晦的为寒湿伤脾;淡黄无华为脾虚。
		五位色白,主虚主寒,为肺气虚或泄泻吐痢;乍黄乍白为疳证;面色苍白,为元气虚惫;白而干瘦是血虚;白而浮肿是气虚;白而消瘦,颧赤唇红为阴虚火旺;白如枯骨为肺气已绝。
		五位色黑,多主危重疾病。五位色鲜为新病,其症轻。五位色暗浊为久病,属重症。
	滞色	面部新滞色为外感,病邪在表或半表半里。
		陈滞色为久病,邪已入里。
	五色与四时的关系	春令木旺色宜青;夏令火旺色宜赤;秋令金旺色宜白;冬令水旺色宜黑。以上为顺色。
		春令反白色,夏令反黑色,秋令反赤色,冬令反黄色,非其时色,皆当病。
4.望苗窍	望目	黑珠满轮,神采奕奕,转动灵活,虽病而无大碍。
		如白珠多,黑珠昏蒙,睛珠黄或小,病多缠绵难治。
		黑珠属肝,见黄色其病多凶。迎风流泪,为寒伤肝。眦泪交流,为热伤肝。哭而无泪,目开不合,或不哭泪出的为肝绝之症。
		白珠属肺,色赤为阳热,黄为湿热,青为体怯而肝风盛。
		瞳仁属肾,无光彩伴黄色为肾气虚。
		内眦属大肠,溃烂为肺有风。
		外眦属小肠,溃烂为心有热。
		目泪汪汪,眼泡红肿,须防出疹。

续表

分类	项目	辨证
4.望苗窍	望目	上睑属脾,肿为脾虚。
		下睑属胃,色暗为胃纳不佳,紫主呕吐。
		上下睑浮肿为湿盛,睡时露睛,为脾胃虚极。
		目眶深陷,目倦神疲,为气虚液脱。
		目赤而痒,为肝经风热。
		白珠遮睛,多为疳证。
		初起目眩神昏,须留意热陷心包。
		久病瞳仁散大,为元气将绝。
		双目直视、斜视、窜视,刺激有反应,为肝风内动,或痰热闭窍,病可医治;刺激无反应,则多为病危之象。
	望鼻	鼻准属脾,正常应微黄光亮。色赤暗无泽,为脾功能受影响,表现为乳食消化差;紫暗为时病,色黄为痰饮湿热,色白为肺气虚;又主亡血,色红为脾热,苍黄为脾败。鼻准色黄无泽,白点散在,为脾虚,症见泄泻。
		鼻翼属胃,两翼根部色黄而硬,为吐乳食或完谷不化。
		鼻准色泽俱佳,翼部色泽差,小儿虽乳食量减少,但肌肉多健;反之翼部色泽俱佳,准部色泽差,虽乳食量正常或增加,但不生肌肉,或泄泻。
		鼻梁属肺,色青暗,为肺有痰喘,色浮淡不滞,其症易治;反之,色沉浊而滞,症缠绵难治。
		鼻孔赤,清涕绵绵,为肺胃俱热,症见大便干,水冲即散,或有恶臭,多食易饥,精神好,睡觉少,睡中上窜。
		鼻流清涕,外感风寒;鼻流浊涕,外感风热。
		初病鼻煽,为邪热风火壅塞肺气,属实证;久病鼻煽喘汗为肺绝,不治之症。
		山根青黑之筋横截,多属乳食伤于胃,其症呕吐,腹胀恶食,夜寐不安,泻下酸臭。

续表

分类	项目	辨证
4.望苗窍	望耳	耳为肾窍,为五脏所结;耳垂属肾,耳中轮属脾,耳上轮属心,耳皮肉属肺,耳后高骨属肝。
		耳上轮形瘦无泽主心疾;症见面色苍白或肥胖不健。
		两轮枯焦,黑毛纵起,多属脾胃虚弱。
		耳轮苍白毛焦,为肺不健,多患咳喘。
		耳垂青黑无泽,面晦黑,示肾阳枯竭,其症多险。
		耳后青筋、主肝风内动,将发抽搐;耳尖青冷,欲发痘疹;发热耳后有节疖,当虑风疹。
		耳流黄水不聋者,为耳道湿疹;流稠脓失听者,中耳炎须虑耳膜穿孔。
		两耳时红时热,为外感风寒;面红耳赤,为外感风热。
		耳痛耳肿耳聋,多为胆经疾患。
		久病耳轮萎缩、板硬、颜色苍白、枯槁或青黑,为肾绝难治。
	望口	口气粗热,疾出疾入,为邪气有余,多属外感证。
		口嗳腐气,为内伤积食。
		口鼻气微,徐出徐入,系正气不足,多内伤虚证。
		口噤不语为痉厥;口唇㖞斜为风证。
		口张大开,状如鱼口,气出不返及环口黧黑,口出鸦声或直喷,皆属绝症。
		口吐黏液,是脾热实证;口流稀涎,是脾冷阳虚。
		口内黏膜溃烂,为心脾二经积热上薰于口内为口疮、口角糜烂;口唇疱疹散在,系脾胃热极。
	望唇	下唇黏膜散在鱼子样颗粒,蛔虫可验。
		发热2~3天见两颊黏膜有散在白点,为麻疹预兆。
		腮腺管口红肿如粟,为痄腮。
		唇红而吐的是胃热;唇白而吐的是虚寒;唇色正常而吐为伤食;唇焦而吐的为脾热,焦而红的预后好,焦而黑的预后不良。

续表

分类	项目	辨证
4.望苗窍	望唇	唇口色赤而肿的热甚。
		唇口青黑为冷极。
		唇淡口腻为寒湿。
		唇淡红为血虚,红而紫的为血瘀。
		胃脉络于上齿龈,大肠脉络于下齿龈,均属阳明经。上齿龈燥为胃络热极,证多吐血;下龈齿燥,为肠络热极,病多便血。
	望齿	齿燥为阴液受伤,咬牙切齿,为温热痉病。
		齿如枯骨,为肾阴将涸。
		齿垢黄厚,为温热熏蒸。
		齿缝流血而痛的,胃火上冲;出血而不痛,为肾火上炎。
		齿出无规律、形状不一,多是先天元气不足。
	望舌	舌为心之苗,按五脏分,舌根属肾,舌中属脾胃,左缘属肝,右缘属肺,舌尖属心。按三焦分,舌尖主上焦,舌中主中焦,舌根主下焦。
		外感初起,则病邪在卫分,舌苔多薄白(亦称乳苔)。
		病邪在气分,苔多黄厚。腻而润者,为中焦湿浊熏蒸,黄而燥者,为实热结于阳明。
		灰苔多见于湿邪阻中挟食。
		黑苔干燥,多见于温邪深入而津枯。
		邪入营分,舌质多红绛紫。
		白苔转黄,黄苔转黑,为温病恶化之势。
		黄苔转白,黑苔转黄,为病情向愈转化。
		杨梅舌常见于中焦气机阻塞,热毒内燔或夏季热。
		镜面舌多见于津液枯竭或脾胃虚极。
		舌润为津液正常,少津或干燥为津液受伤。
		"舌苔乃胃气所注",胃气充实,则苔厚;胃气虚弱,无苔。

续表

分类	项目	辨证
4. 望苗窍	望舌	正常小儿应薄白苔。
		白中带黄,为邪将传里。
		厚白而燥,为有实热。
		苔黄腻为有湿热;黄厚而燥,为大肠积热。
		单纯消化不良,舌苔多白而润薄。
		重度脱水,舌苔干燥,色黄或黑。
		舌中心苔独厚者,为积食不化。
		地图舌,为中气不足,谷气不充,多见于慢性营养不良。
		舌质鲜红,主实热,淡红主虚热,深红主血热,暗红主郁热,舌淡主虚寒,舌红紫或伴溃烂,久治不愈,多为舌疳险证。
		口内铺满白屑,似鹅口,为鹅口疮;舌面及口腔黏膜散在大小不等的烂点,小如粟,大如豆粒,疮面微高起,周围红润,为口疮或口糜。
		舌时弄时收,频频玩弄,为弄舌。舌伸长缩缓或伸出不收,为吐舌,舌下肿突一物,为重舌。舌体麻木,强直不灵为木舌。均为心脾蕴热所致。
	望咽喉	咽部轻度燉灼,色淡红,伴疼痛,是感冒之征。
		咽两侧或单侧红肿增大,如蚕蛾为乳蛾。
		红烂疼痛,伴壮热而丹痧隐现者为喉痧。
		喉部肿痛,气急喘促,白膜不易削脱者,为白喉。
5. 望排出物	涎液	涎液过多,渍于颏下,多因先后天心脾不足,涎液失摄所致。
		原无流涎,近日多涎,伴拒食哭闹,需查口腔,可能是心脾积热上炎之口疮。
	痰液	痰液清稀属寒,清稀夹泡沫属风痰,清稀易咯吐是风寒,痰多色白黏是湿痰;痰液色黄属热,痰液黄稠是肺热灼津炼液,痰黄量少难咯是肺热伤阴,痰中带血是热伤肺络,痰液脓浊带血,气味腥臭,多为肺痈,久咳痰中带血,须防肺痨。

续表

分类	项目	辨证
5.望排出物	呕吐物	吐物稠浊有酸臭味为胃热,清稀无臭味为胃寒,腐臭多宿食为食滞。
		呕吐黄绿苦水为胆热犯胃,呕吐暗红血水为胃络损伤。
		呕吐频频不止,伴腹痛便闭,须防肠结(肠梗阻或先天性消化道畸形)。
	大便	泻屎水,吐泻奶瓣,系伤脾;便稀完谷不化,为脾虚。
		屡见泄泻绿水,慎防慢惊之变。
		便黑为胃肠出血。
		白便为湿热黄疸。
		脓血便,伴里急后重,为痢疾肠热。
		便黏需知肠炎,便物内见透明丝状物,需虑霉菌性肠炎。
	小便	溺赤而短,为心经移热而致。
		溺赤如血,应考虑肾脏受伤。
		溺黄染衣,或黄褐如浓茶,为湿热黄疸。
		溺白如米泔,须防湿热下注或脾肾不固之乳糜尿。
		溺短少而烫,色黄者,为温热内炽,津液耗伤。
		溺浑为膀胱湿热。
6.望手足	手足	手足抽搐,角弓反张为痉病。
		手足痿软无力,关节缓纵不收,为痿证。
		手足曲伸不定,状如数物,为热邪伤神。
		伸足仰卧,多为热病;踡足侧卧,多为寒证。
		全身高热,而指尖冷,须防惊厥。
		久病掌肿,或循衣摸床,皆为险症。
7.望斑疹	斑	阳斑:其斑大小不一,色泽鲜红或紫红,伴发热等症,多见于瘟病热入营血。
		阴斑:多因内伤或伴有外感而发,色淡红者多气不摄血,色淡紫者多阴虚内热,色紫红者多血热夹瘀。

续表

分类	项目	辨证
7.望斑疹	疹	发热三四天后热退疹出,疹细稠密,如玫瑰红色,常为奶麻。
		低热出疹,分布稀疏,色泽淡红,出没较快,常为风疹。
		热盛出疹,疹点自耳后、面颈、躯干而后四肢,其疹细小暗红,先稀后密,面部尤多,常为麻疹。
		恶寒壮热皮肤红晕如锦纹,其上布有稠密红色疹点,舌绛起刺,可见杨梅舌,常为丹痧。
		斑丘疹大小不一,或如云片,瘙痒难忍,时出时没,多为荨麻疹。
		丘疹、疱疹、结痂同时存在,疹如粟粒,疱液色青,疱壁相对较厚,头身较多,常为水痘。
		疱疹相对较大,疱液混浊,疱壁易破,流脓水,头部、手部较多,常为脓疱疮。
8.望指纹	沉浮分表里	指纹浮露病邪在表,指纹深而不显则为久病或病邪入里。
	红紫辨寒热	指纹紫色为邪热内盛,红色为外感风寒邪,色紫黑为热邪深重或气滞血瘀,青紫为伤食。
	淡滞定虚实	淡红为虚寒,淡紫为虚热,指纹滞为实证。
	三关定轻重	指纹见于风关为病轻,见于气关为病重,纹出命关为病危难治。

(二)闻诊

闻诊是运用听觉和嗅觉来辅助诊断疾病的方法。闻诊包括听声音和嗅气味两个方面。

1.听声音

听声音包括听小儿的啼哭声、语言声、咳嗽声和呼吸声。

(1)听啼哭声:婴儿不会说话,常以啼哭来表达自己的要求或不适。如衣被过暖或过冷、口渴、饥饿或过饱、要睡觉、包扎过紧妨碍活动、尿布潮湿、蚊虫叮咬、受惊及患病等都可引起啼哭。如果解除了引起不适的原因,啼哭自然停止。正常健康的婴幼儿哭声洪亮而长,并有泪液,为元气充足;虚弱的婴幼儿哭声微弱而短,为元气不足。健康婴儿啼哭时,应马上寻找原因,注意检查尿布是否潮湿或小儿是否饥饿思食等。一般饥饿的哭声多绵长无力,或口作吮乳之状,得乳即止。哭声尖锐而惊叫者,多为剧烈头痛、腹痛等急重症;哭声突然而起者,多为受惊吓而哭;哭声重浊者,为外感风寒;哭声嘶哑,呼吸不畅者,多因咽喉病变。

(2)听语言声:正常小儿语言以清晰响亮为佳。语声低弱者,多为气虚;呻吟不休者,多为身有不适;高声尖呼者,多为剧痛;语声嘶哑者,多为咽喉、声带疾患;烦躁多言者,多为热证、实证;谵语狂言,声高有力,兼神识不清者,多为热闭心包。

(3)听咳嗽声:咳嗽是肺系疾病的主症之一,根据咳嗽声和痰鸣声可辨别疾病的表里寒热。咳嗽不爽,痰易咳出,鼻塞不通,多为外感风寒;咳而气粗,痰稠色黄,痰不易咳出,多属肺热;干咳无痰,咳声响亮,多为肺燥;久咳气促,咳嗽无力,多为肺虚;每咳有痰,呼吸短促,则为痰饮;咳声嘶哑,空空作响,如犬吠样,多为喉炎;阵发性、持续性、痉挛性咳嗽,咳毕有鸡鸣样回声,多为顿咳。

(4)听呼吸声:正常小儿的呼吸平稳,均匀调和。若乳儿呼吸稍促,用口呼吸者,常因鼻塞所致。若呼吸气粗有力,多为外感实证;若呼吸急促、喉间哮鸣者,多为哮喘;呼吸急迫,甚则鼻翼煽动,咳频者,多为肺炎喘嗽;呼吸窘迫,面色发青而不咳,常为呼吸道有异物阻塞;呼吸微弱,气短声低,多属虚证;呼吸气不足息,节律不整,深浅不一,时快时慢、间歇如泣,为肺气将绝。

2. 嗅气味

嗅气味包括嗅口气、呕吐物及大小便的气味。

(1)嗅口气:口气臭秽,多为胃热;口气腥臭,多见于齿龈出血;嗳气酸腐,多为内伤食积;口气腐臭,咳吐脓痰带血,多属肺痈;口气如烂苹果味,多为酸中毒。

(2)嗅呕吐物:呕吐清稀无臭,为寒呕;呕吐秽浊酸臭,为热呕;吐物酸腐夹杂不消化食物,为食积。

(3)嗅大便:大便臭秽,多为胃肠积热;大便酸臭而稀,多为伤食;大便有腥气而清冷的,多为肠中有寒;下利清谷,无明显臭味,为脾肾两虚。

(4)嗅小便:小便短赤,气味臊臭,多为膀胱湿热;小便清长不臭,多为脾肾虚寒。

(三)问诊

问诊主要是向小儿的家长或患儿最接近的成人询问病史,了解疾病的发生、发展、治疗经过、现在症状、发病原因等与疾病有关的情况。年长儿可以自己陈述,但仅供参考。问病情还需结合其他临床表现来了解。

1. 问一般情况

首先询问患儿的一般情况,如姓名、性别、年龄、住址等,小儿的某些疾病往往与年龄有密切的关系,治疗原则与推拿处方也应按年龄的大小而定。

2. 问病情(现病史)

(1)问寒热:小儿畏寒可从姿态的改变来测知,如依偎母怀、蜷缩而卧、喜近衣被而向暖避冷。小儿发热可用体温计测量,或通过接触的感觉来测知,如手足心发热、额头热、呼吸时鼻气热、授乳时口热等。小儿发热一般早衰暮盛,故询问时要注意时间因素。打喷嚏、流清涕为外感风寒,流浊涕为外感风热,清浊交替为寒热错杂;寒热往来,为邪郁少阳;但热不寒为里热,但寒不热为里寒;大热、大汗、口渴不已为阳明热盛;发热持续、热势弛张、面黄苔厚为湿热蕴滞;夏季高热,持续不退,伴有口渴、无汗、多尿,常为暑热证;午后或傍晚低热,伴盗汗者为阴虚燥热;夜间发热,腹壁手足心热,胸满不食者,为内伤乳食;怕冷、神疲、纳呆,多为里寒、阳虚证;头部炽热而神志昏沉,为热邪炽盛,须防抽搐。

(2)问汗:婴儿睡眠时头部微微汗出乃属正常。发热畏寒无汗,多属表实,有汗多属表虚;汗出而热不退者,多属邪已入里;白天出汗较多,动辄汗出,多属阳虚自汗;入睡汗多,醒即汗收,多属阴虚盗汗;汗色黄,多为湿热;阳虚气脱,则为额汗;汗出黏腻,则为脱汗;汗出如油,四肢厥冷,多为危重之象,称为绝汗。

(3)问头身:小儿反常哭闹,眉头紧皱,用手抓头或拍打头部,多为头痛;发热而烦躁不宁,或四肢屈伸而呻吟,多属肢体疼痛;头痛发热恶寒,为外感风寒;头痛呕吐,高热抽搐,为热入营分;头痛神疲,似搐非搐,为正虚邪盛,如慢惊风;头仰而颈项强急的,属惊风抽掣。

(4)问二便:主要问大便是否稀薄或干燥,有无便血,或下利脓血,小便是否短赤、清长或混浊等。大便次数增多,质地稀薄,为脾不健运;大便秘结,干燥难解,多属实热证;大便清稀腥臭多属寒证;大便稠黏酸臭多属热证;色紫如酱色多属湿热证;大便前或大便时哭闹,多属腹痛;大便有虫,伴有腹痛,多为蛔虫病。小便黄赤,多属热证;小便清白而长,多为寒证;小便黄赤而混浊不利,多属湿热证;小便清白而频数甚至遗尿,多属气虚;发热而小便清长,是邪未传里;热病如见小便逐渐清长,多属病渐趋愈。

(5)问饮食:虽病但吮乳如常的,多属胃气未伤;不思乳食而大便干结,多属胃肠有滞;腹泻而不思乳食,为脾不健运;腹胀而不思乳食或食入即吐,多属食滞;虽能食但大便多而不化,形体消瘦,多属疳证;恣食,腹痛,形瘦,多属虫积;口渴喜冷饮,兼见壮热,烦躁多汗,多属实热证;渴而不思饮,多为寒证;渴不多饮,为中焦有湿;唇干口燥,频频引饮,多属胃阴不足,津液亏损。

（6）问胸腹：胸部闷痛应考虑病毒性心肌炎等心肺疾患。腹部疼痛须分清部位，脐部疼痛，多为肠痉挛；剑突下疼痛，多为胃部疾患；右上腹疼痛，多为肝胆疾患。前胸胀满，频咳，为风寒束肺，肺气失宣；胸痛伴发热、咳嗽、气促，为肺热咳喘；胸痛伴潮热盗汗，为肺阴虚；胸胁胀痛，身目发黄，为肝胆湿热；脘腹胀满，多为伤食积滞；脐周腹痛隐隐，多为蛔虫病；腹痛，得热则减，多属寒证；腹痛，喜冷饮者，多属热证；腹痛徐缓，喜按，得食痛减，多属虚证；腹痛拒按，得食痛剧，多属实证。

（7）问睡眠：小儿睡眠以安静为佳。小儿年龄越小，睡眠时间越长。夜啼少睡、烦躁、多汗、方颅、枕秃为佝偻病；睡中惊叫，多属惊吓；烦躁不宁，睡中蹬被，多属邪热内蕴；不食不睡，多属积滞；夜间睡眠不宁，肛门瘙痒，多见蛲虫病；倦怠思睡，睡时叫之则醒，醒后神志清的，多属脾湿内困；睡眠不宁，睡喜俯卧，辗转反侧，多为脾胃不和；睡中惊惕，梦中呓语，多为肝旺扰神。

3. 问病史

（1）问个人史：包括胎产史、喂养史、生长发育史、预防接种史等。

（2）问其他史：包括既往史、传染病史、传染病接触史、过敏史、家族史、社会史等。

（四）切诊

切诊包括切脉和按诊两个方面。

1. 切脉

3岁以前以指纹诊法代替切脉。3岁以后虽可以切脉，但由于寸口部位短小，切脉常不能采用三指脉法，而用一指脉法，即"一指定三关"或采用"密下三指"法。临床一般采用食指或拇指同时按压寸、关、尺三部，再根据指力轻、中、重的不同，取浮、中、沉三候，来体会小儿脉象的变化。切脉应在小儿安静或入睡时进行，以排除啼哭、活动、哺乳、恐惧等因素影响切脉的准确性。

（1）正常小儿脉象：正常小儿脉象平和，较成人软而稍快，年龄越小，脉搏越快。因此，不同年龄的健康小儿，脉息的至数是不相同的，一般以成人一息六七至为常度，五至以下为迟，七至以上为数。

（2）小儿常见脉象：小儿主要有浮、沉、迟、数、有力、无力六种基本病理脉象，以辨别疾病的表里、寒热、虚实。此外，滑脉主痰证或食积，弦脉主惊风或腹痛，脉结代主心阳不足或心气受损等。

①浮脉：凡轻按即能触及的脉为浮脉。主表证。浮而有力为表实，浮而无力为表虚。一般多见浮数之脉，若脉浮而重按不见者为正气已绝，属危候；下痢而见浮脉者，为逆证。

②沉脉：重按才能触及的脉为沉脉。主里证。沉而有力为里实，沉而无力为里虚。食积气滞者，多见沉脉，体质虚弱者其脉象多沉细无力。

③迟脉：脉搏较同龄儿缓慢，一息五至以下为迟脉。主寒证。迟而有力为寒滞实证，迟而无力为虚寒。

④数脉：脉搏较同龄儿频数，一息七至以上为数脉。主热证。数而有力为实热证，数而无力为虚热；浮而数为表热，沉而数为里热。

⑤实脉（脉有力）：举按均有力为实脉。主实证。

⑥虚脉（脉无力）：举之无力，按之空虚为虚脉。主虚证。

⑦弦脉：端直而长，如按琴弦为弦脉。主肝胆病、痛证。弦脉为急惊之脉，惊风、腹痛，多现弦数。

⑧滑脉：往来流利，如珠走盘，应指圆滑为滑脉。主痰饮、食积。小儿宿食不化多见滑脉；痰热内结多滑而数；痰食多为沉滑；风痰多为浮滑。

2. 触诊

触诊包括按头部、按颈腋、按肌表、按胸腹、按四肢。

（1）按头部：按察小儿头囟的大小、凹凸、闭合的情况、坚硬程度等。囟门逾期不闭，是肾气不足、发育欠佳的表现，常见佝偻病等；若见囟门高胀凸起，多因火热上冲所致；囟门凹陷，多见于泻甚失水者；囟门应期未合且宽大，头缝开解，多为解颅；颅骨脆薄，按之不坚，多为疳证。

（2）按颈腋：正常小儿在颈项、腋下部位可触及少许绿豆大小的小结节（淋巴结），活动自如，质软不痛，不为病态。若结节肿大，发热压痛，则为痰热之毒；若病程迁延，结节大小不等，按之不痛，质坚成串，推之不易活动，则为瘰疬。

（3）按胸腹：胸骨高突，胸胁串珠，二肋外翻，为佝偻病；左胁肋下按之有痞块，属脾肿大；右胁肋下按之有痞块，且明显增大，属肝肿大；腹满拒按，按之痛剧，属实，属热；腹软喜按的，按之痛减，属虚、属寒；腹部胀满，叩之如鼓，为气滞腹胀；腹部胀满，叩之有液体波动感，为腹内积水；小腹胀痛拒按，又见小便不通的，多属膀胱病症。

（4）按四肢：手背热与脊背热，为外感新症；手心热与小腹热，多属内伤；手足心发热，多为阴虚内热；手心冷，为腹中寒；指冷身热，多为风寒初感；中指独冷，应留意是痘疹将发；中指独热，多属外感风寒；高热时四肢厥冷，为阳气衰微，或热深厥甚；平时肢末不温为阳气虚弱；四肢肌肉结实者体壮，松弛软弱者脾气虚弱。

（5）按肌表：肢冷汗多，为阳气不足；手足心灼热，为阴虚内热；肤色光亮，指按皮肤，陷而不起，为水肿；皮肤干燥、松弛，失去弹性，为吐泻阴液耗脱之证。

五 小儿疾病的辨证要点

小儿推拿是祖国医学的一个组成部分，其辨证方法基本上与成人相同，就是将"望、闻、问、切"四诊收集起来的病史、症状、体征等资料加以综合分析，这样才能正确地认识疾病的本质，为治疗提供依据。辨证的方法很多，但由于小儿疾病的特点，某些辨证方法在儿科更为常用，这里仅介绍"八纲辨证""脏腑辨证"和"病因辨证"。

（一）八纲辨证

八纲辨证是中医辨证的总纲。通过八纲辨证来概括病变的部位、性质，机体与病邪斗争的情况。一般顺序是：先辨别表里，找出病变部位；然后辨别寒热，分清病变性质；再进一步辨别虚实，了解人体正气的盈亏与病邪的盛衰；最后再分辨阴阳，加以总的概括。下面把八纲分成四组介绍。

1. 表里

主要辨别病变部位和病势的轻重深浅。一般病在肌表，属表，病情轻，病位浅；病在脏腑，属里，病情重，病位深。

（1）表证：风、寒、暑、湿、燥、火六淫或疫疠病邪侵袭体表而发生的病证，多见于外感早期，称外感表证。临床的主要表现是恶寒、发热、头痛、身痛、项强、鼻塞、流涕、有汗或无汗、舌苔薄白、脉浮、指纹浮而易见等。表证又可分为：

①表寒，恶寒重，发热轻，无汗，脉浮紧。

②表热，发热重，恶寒轻，有汗，咽痛，口渴，脉浮数。

③表实，无汗，发热，恶寒，脉浮而有力。

④表虚，自汗，盗汗或汗出不止，脉浮而无力。

（2）里证：多见于各种外感病的中期或极期，病邪由表入里，累及脏腑；或由内而生的内伤病，如饮食、情志、疲劳及先天禀赋等多种病因，使脏腑、气血受病而反映出的证候，均属里证。临床主要表现为壮热不寒，汗出潮热，烦躁，口渴，大便秘结或泄泻，恶心呕吐，胸闷腹痛，小便黄赤，甚者神昏惊厥，舌质红，苔黄，脉沉，指纹紫滞等。里证可分：

①里热,壮热不寒,唇红目赤,少津口渴,烦躁,小便黄,舌红苔黄,脉数或洪大。
②里寒,口不渴,四肢冷,喜热恶寒,腹痛,腹泻,舌苔白滑,脉沉迟。
③里实,发热,烦躁不安,手足汗出,大便秘结,腹部胀满,舌苔黄厚,脉沉实。
④里虚,气虚懒言,疲倦无力,自汗,盗汗,食减,腹泻,舌苔淡白,脉沉弱无力。
(3)半表半里:病邪已离开表,但尚未入里,介于表里之间。临床症状多见寒热往来、胸胁满闷、心烦欲吐、口苦咽干、不欲饮食、目眩、舌苔白边红、脉弦细等,均属半表半里。

2. 寒热

主要辨别寒病和热病两种不同性质的证候。凡因寒邪引起或因机体机能衰退所产生的证候均为寒证;凡因热邪引起或因机体机能亢盛所产生的证候均为热证。

(1)寒证:临床的主要表现是面色苍白,形寒肢冷,喜偎母怀,神疲蜷卧,多静少动,脘腹痛疼,得暖则减,口淡不渴或渴喜冷饮,小便清长,大便稀溏,舌淡苔白而润,脉迟。寒证可分为虚寒和实寒。
①虚寒,口不渴,小便清长,大便溏薄,畏寒,四肢不温,面色苍白,舌淡苔白,脉迟或微细。
②寒实,手足发凉,腹痛,大便秘结,舌苔白,脉沉弦。
(2)热证:临床的主要表现是壮热恶寒,面红目赤,烦躁,口渴喜冷饮,尿少而赤,手足温热,咽喉肿痛,四肢关节红肿,皮肤疮疡鲜红肿痛,大便秘结,舌红苔黄,脉洪大而数,或五心烦热,骨蒸潮热,咽燥口干,舌质红,指纹紫红色,脉细数。热证可分为实热和虚热。
①实热,口渴,喜冷饮,发热,烦躁,尿赤便干,舌苔干黄,脉数。
②虚热,口不渴,疲倦,食减瘦弱,低热或潮热,舌苔红绛,脉细数。

3. 虚实

主要辨别病邪盛衰与人体抗病能力的强弱,也是临证处穴或攻或补的主要根据。

(1)虚证:久病体弱,生理机能衰退,抗病能力减弱。临床的主要表现是气短懒言,神疲乏力,形体消瘦,面色苍白或萎黄,两颧带红,头晕心悸,自汗盗汗,腹痛喜按,食少便溏,小便清长而频数,舌质淡嫩,舌净无苔,脉沉迟或细数无力。

(2)实证:新病体壮,生理机能亢盛。临床的主要表现是神气充足,高热面赤,烦躁谵语,角弓反张,腹胀痛拒按,大便秘结,或下利,里急后重,小便短赤,舌红苔黄厚,脉洪大有力。

4. 阴阳

八纲的总纲,表、里、寒、热、虚、实都可以用阴阳二纲加以概括,其是观察分析疾病发生变化的纲领。一般讲,里证、寒证、虚证属阴;表证、热证、实证属阳。阳盛则阴衰,阴盛则阳衰；反之，阴虚则阳盛，阳虚则阴盛。

（1）阴证：临床的主要表现是面色苍白或晦暗，精神萎靡，倦怠乏力，语声低怯，呼吸表浅，喜热恶冷，形寒肢冷，纳差，口淡不渴，大便稀溏，小便清长，舌质淡胖嫩，苔白润，脉沉迟无力或细弱，指纹沉而淡红。

（2）阳证：临床的主要表现是面红目赤，精神兴奋，烦躁不安，语声粗浊，喜冷恶热，呼吸气粗，喘促痰鸣，口干喜饮，大便秘结或有奇臭，小便短赤，舌质红绛，苔黄或黄黑生芒刺，脉浮数有力或洪大，指纹紫滞。

八纲辨证，可以概括病变部位、疾病性质、机体与病邪变化的情况。据此，可以初步制定出治疗的基本方法和取配穴的原则，对内伤疾病的确切诊断，需进一步结合脏腑辨证。

（二）脏腑辨证

所谓脏腑辨证是根据脏腑的生理功能、病理表现，应用藏象学说的理论，对患者的疾病证候加以分析归纳，以辨明病变所在脏腑及所患何证的辨证方法。

五脏六腑的生理活动、病理变化与疾病有着不可分割的联系。某一脏腑患病，往往影响其他脏腑，而其他脏腑有病，也可影响这一脏腑。因为脏腑之间存在着相互制约、相互依存的关系，所以在脏腑中辨证不仅应重视病证的寒热虚实，还应注意相关脏腑疾病的传变，只有这样才能作出正确的诊断和制定出有效的治疗措施。

1. 心与小肠病辨证

心居胸中，心包络围护其外，为心主的宫城。其经脉下络小肠，心与小肠相表里。心为五脏六腑之大主，心主神志，主血脉，其华在面，开窍于舌。小肠分清泌浊，具有化物的功能。心之病变常表现为心主血脉的功能失常和心主神志的功能失调，出现精神障碍、行为失常、心悸怔忡、心烦易惊、夜啼多汗、失眠谵语、舌强硬等。小肠病变主要表现为清浊不分、转输障碍，出现小便不利、大便泄泻等。

心与小肠病常见证候：

（1）心气虚：心悸气短，怔忡不安，易惊少寐，面色淡白，神疲乏力，多动虚烦，自汗且活动后加重，舌质淡，舌苔白，脉细弱无力或结代。

（2）心血虚：心悸怔忡，心烦多梦，眩晕健忘，发黄不泽，面色淡白无华或萎黄，唇指色淡，舌色淡白，脉细弱。

（3）心阴虚：心悸怔忡，心烦少寐，五心烦热，潮热或低热，两颧发红，盗汗，多动不宁，舌红少津，舌苔光或薄黄，脉细数。

（4）心阳虚：心悸气短，动则加重，易惊健忘，反应迟钝，神疲自汗，面色淡滞，畏寒肢冷，或见足跗浮肿,舌淡胖,苔白滑,脉微细。若出现心阳暴脱,证候可见心悸气短、大汗淋漓、四肢厥冷、呼吸微弱、口唇青紫、面色苍白、神识不清、脉微欲绝等。

（5）心火亢盛：面赤口渴,夜啼少寐,烦躁不安,甚则狂躁谵语,尿黄便干,口舌糜烂,舌尖红,舌苔薄黄,脉数有力。

（6）痰火扰心：发热气粗,面红目赤,痰黄稠,喉间痰鸣,多啼少寐,心烦易怒,躁狂谵语,精神错乱,大便秘结,便短赤,舌红苔黄腻,脉滑数。

（7）心肾不交：心烦惊悸,健忘不寐,头晕耳鸣,腰膝酸软,舌红少苔,脉虚数。

（8）小肠虚寒：小腹隐痛喜按,得温痛减,肠鸣溏泻,食欲不振,小便频数色清,舌淡苔薄白,脉细缓。

（9）小肠实热：心烦多啼,口疮,咽痛,小便赤涩,或茎中刺痛,尿急尿频,或有尿血,面赤唇红,舌红苔黄,脉滑数。

2. 肺与大肠病辨证

肺与大肠相表里。肺主气,司呼吸,主宣发肃降,通调水道,外合皮毛,开窍于鼻。大肠主传导,排泄糟粕,其病变主要反映在大便方面。肺与大肠病变常表现为呼吸功能失常、肺气宣肃不利、通调水道失职、外邪易从口鼻皮毛侵入、大肠传导失司等,出现咳嗽、气喘、咳痰、小便不利、大便秘结或泄泻等病症。

肺与大肠病常见证候：

（1）风寒束肺：恶寒发热,头痛身痛,鼻塞流清涕,喷嚏,咳嗽或气喘,痰稀色白多泡沫,口不渴,舌苔薄白而润,脉浮紧。

（2）风热犯肺：恶风发热,咳嗽痰稠色黄,鼻塞流浊涕,口干咽痛,烦闹不安,甚则气喘鼻煽,舌边尖红,苔薄黄,脉浮数。

（3）燥邪犯肺：干咳无痰,痰少而黏,不易咳出,唇、舌、咽、鼻干燥欠润,或身热恶寒,或胸痛咯血,舌红苔白或黄,脉数。

（4）痰热壅肺：咳嗽气喘,甚则不能平卧,喉中痰鸣,痰液黄稠难咳,甚则咳吐脓血,鼻翼煽动,咽喉肿痛,烦闹不安,大便秘结,小便黄少,舌质红,苔黄或黄腻,脉滑数。

（5）肺气虚：咳嗽气短,咳声无力,咳甚气喘,动则加剧,面白神疲,形寒声怯,或有自汗,体倦懒言,舌质淡,舌苔薄白,脉弱。

（6）肺阴虚：干咳无力,口鼻干燥,声音嘶哑,痰少而黏,形体消瘦,潮热盗汗,手足心热,午后颧红,舌红少津,舌苔少,脉细数。

（7）痰湿阻肺：咳嗽气喘,痰多色清质稀,胸闷,或喉中哮鸣,形寒流涕,舌质淡,苔白滑,脉滑。

（8）大肠湿热：腹痛，暴注下迫，大便黄浊秽臭，肛门灼热，或有里急后重、便下黏液脓血，小便黄少，伴有发热烦渴，舌质红，苔黄腻，脉滑数。

（9）大肠虚寒：久痢泄泻，质稀清冷，或便中夹有黏液，腹部隐痛，喜暖喜按，甚至大便失禁，或肛门下脱，四肢不温，舌质淡，苔薄润，脉沉细无力。

3. 脾与胃病辨证

脾胃共处中焦，互为表里。共司升清降浊消化功能。脾主运化，主统血，主肌肉及四肢，开窍于口，其华在唇。胃主受纳，腐熟水谷。脾主升清，喜燥恶湿，胃主降浊，喜润恶燥。脾胃病变常表现为水谷受纳运化失常、生化无源、气血亏虚、水湿留滞、痰浊内生、乳食积滞、血失统摄等，临床出现食欲不振、恶心呕吐、腹痛腹泻、腹胀水肿、痰涎壅盛、衄血紫癜等。

脾与胃病常见证候：

（1）脾气虚：面色无华，神疲懒言，倦怠乏力，食欲不振，大便溏薄，或有久泻脱肛，或见紫癜便血，食后脘腹胀满，常自汗出，或浮肿，或消瘦，舌质淡，苔薄白，脉缓弱。

（2）脾血虚：面色萎黄或色白无华，唇指淡白，眩晕心悸，神疲肢倦，发黄不泽，舌质淡白，舌苔薄，脉细弱，指纹淡。

（3）脾阴虚：消瘦乏力，五心烦热，唇干口燥，食少纳呆，食后腹胀，小便色黄，大便燥结，舌质红，舌苔少，脉细数，指纹淡红。

（4）脾阳虚：面色㿠白，形寒肢冷，口淡不渴，纳呆少食，脘腹胀痛，喜暖喜按，尿清便溏，浮肿尿少，舌淡胖，苔薄白，脉沉细或细弱。

（5）寒湿困脾：头重身困，泛恶欲吐，胃脘胀闷，不思饮食，口淡不渴，腹痛腹泻，或见黄疸晦暗，舌淡胖嫩，苔白腻，脉濡缓。

（6）湿热蕴脾：胃脘痞满，厌食呕恶，口苦腹胀，肢体困重，肌肤黄疸鲜明如橘子，便溏尿黄，身热起伏，汗出热不解，舌质红，苔黄腻，脉濡数。

（7）胃虚寒：胃脘隐痛，饮冷加剧，喜热喜按，食欲不振，口淡乏味，泛吐清水，面色少华，疲乏体弱，舌质淡，苔薄白，脉沉弱。

（8）胃阴虚：食少饮多，口干舌燥，胃脘嘈杂或隐痛，呃逆干呕，大便干结，舌质少津，少苔无苔或花剥苔，脉细数。

（9）胃热炽盛：胃脘灼痛，嘈杂吞酸，渴喜凉饮，或纳则胃痛，或食入即吐，或多食易饥，口臭齿衄，牙龈肿痛，腐烂或出血，尿黄便结，舌质红，舌苔黄，脉数有力。

（10）食积胃肠：脘腹胀满，疼痛拒按，纳呆厌食，嗳气酸馊，恶心呕吐，矢气，泻下酸腐臭秽，泻下后胀痛稍减，舌苔厚腻，脉滑。

4.肝与胆病辨证

肝与胆相表里。肝主疏泄,主藏血,在体为筋,其华在爪,开窍于目。胆的主要功能为贮藏排泄胆汁,以助消化,并与情志活动有关。肝胆病变常表现为疏泄功能失常、肝不藏血、阴血亏虚、筋脉失养、目失涵养等,临床出现胸胁少腹胀痛窜痛、烦躁易怒、手足抽搐、肢体震颤、黄疸、口苦、呕吐、头晕目眩、惊悸失眠等病症。

肝与胆病常见证候:

(1)肝气郁结:胸胁少腹胀闷窜痛,抑郁或急躁易怒,胸闷喜叹息,吐酸嗳气,食欲不振,或颈部瘿瘤,或胁下痞块,舌苔薄白,脉弦,指纹滞。

(2)肝火上炎:头晕胀痛,面红目赤,口苦咽干,头痛易怒,烦躁难寐,胁痛吐酸,或吐血衄血,大便秘结,小便短赤,舌红苔黄,脉弦数,指纹紫。

(3)肝风内动:眩晕欲仆,耳鸣肢麻,手足微颤或抽搐,若热邪亢盛、热极生风者则高热神昏,两目上视,牙关紧闭,颈项强直,手足躁扰或抽搐,舌红苔黄,脉弦数,指纹青紫。

(4)肝胆湿热:胁肋胀痛灼热,身目发黄,头晕目眩,烦躁易怒,眼眵多,口苦呕恶,厌食,发热或寒热往来,尿色黄浊,或见阴痒湿疹,或见睾丸肿痛,舌红苔黄腻,脉弦数,指纹紫滞。

(5)肝阴虚:头晕耳鸣,两目干涩,五心烦热,潮热盗汗,口咽干燥,多梦易惊,视力减退,手足蠕动,舌红少津,舌苔少或薄黄,脉弦细数,指纹淡红。

(6)肝血虚:眩晕耳鸣,面白无华,爪甲不荣,唇指淡白,两目干涩,视物模糊或为夜盲,或肢体麻木、肌肉润动,或心悸怔忡,舌淡苔薄,脉细弱,指纹淡白。

(7)胆虚证:易惊,头晕欲呕,视物模糊,舌苔薄滑,脉弦滑。

(8)胆实证:头晕目眩,耳聋耳鸣,口苦易怒,寒热往来,尿黄便干,舌红苔黄,脉弦数。

5.肾与膀胱病辨证

肾位于腰部,左右各一,肾与膀胱相表里。肾为先天之本,是推动人体一切功能活动的本源,肾藏精,主生长发育和生殖,主水液,主纳气,肾主骨生髓,通于脑,其华在发,开窍于耳及前后二阴。膀胱的生理功能主要是贮存尿液和排泄小便,膀胱的排尿主要依靠肾脏的气化。肾与膀胱病变主要表现为藏精、主水、纳气等功能失常,以及生长发育障碍等,出现骨软无力、腰膝酸软、耳聋耳鸣、小便异常、水肿、久喘、生长障碍、发育迟缓等病症。

肾与膀胱病常见证候:

(1)肾阳虚:腰膝酸软,形寒肢冷,喜卧嗜睡,神倦乏力,面色淡白,听力减退,浮肿尿少,或尿频、尿多、色清、遗尿,五更泄泻,久泻溏薄清冷,久喘气短不续,舌质淡胖,苔薄白,脉沉迟。

（2）肾阴虚：腰酸足软，眩晕耳鸣，颧红口干，五心烦热，潮热盗汗，夜啼易惊，形体瘦弱，生长迟缓，尿黄便干，舌红少津，舌苔少，脉细数。

（3）肾精不足：发育迟缓，身材矮小，智力和动作迟钝，囟门迟闭，鸡胸龟背，骨骼痿软，精神呆钝，舌淡红苔白，脉沉细。

（4）肾虚水泛：周身浮肿，下肢尤甚，按之凹陷难起，面白无华，精神萎靡，畏寒肢凉，心悸气促，尿少，腰腹胀满，舌质淡白，苔白滑，脉沉迟。

（5）肾不纳气：久病咳喘，呼多吸少，气不得续，动则喘息尤甚，腰膝酸软，面色浮白，自汗神疲，声音低怯，舌淡苔白，脉沉弱。

（6）膀胱湿热：尿频、尿急、尿痛，尿色黄或浑浊不清，或见脓血砂石，或见癃闭，腰酸腰痛，舌质红，苔黄腻，脉滑数。

（7）膀胱虚寒：小便频数，淋漓不禁，尿色清澈，或见遗尿，少腹隐痛，喜温喜按，舌淡苔润，脉沉迟。

（三）病因辨证

病因辨证就是根据不同致病原因来综合分析证候的一种方法。疾病的发生发展，是外因和内因相互作用的结果。祖国医学所说的外因一般包括六淫（风、寒、暑、湿、燥、火六种病邪）和疫疠，内因多指喜、怒、忧、思、悲、恐、惊七情，加之外界其他致病因素（如内伤饮食、外伤等）均可使人患病。不同的病因，可以引起不同的病症，下面主要介绍六淫辨证。

1. 风邪病症

风为百病之长，寒、暑、湿、燥、火诸邪，多附于风而侵犯人体。风为阳邪，其性开泄，善动不居，变化多样，小儿肺脏娇嫩，卫外不固，尤易冒风受邪。临床上有外风、内风的区别。外风为风邪伤于表，证候多见发热恶风、头痛项强、鼻塞流涕、喷嚏咳嗽、肢体酸痛等。内风多系身中阳气所化，如肝阳上亢，或痰火热盛所致的一系列气血逆乱的证候。一般可见头晕目眩，肢体麻木，半身不遂，口眼㖞斜，抽搐，癫狂等。

2. 寒邪病症

寒为阴邪，易伤机体的阳气。寒性凝滞，寒主收引。寒邪致病，有全身或局部寒冷感、涎液及大便澄澈清冷、常伴有疼痛等特点。寒邪伤于表为表寒证，表现为恶寒发热、头痛无汗、咳嗽流涕等。寒邪伤于里为里寒证，表现为脘腹冷痛、手足不温、肠鸣腹泻、呕吐清水等。机体阳气衰弱，寒自内生，多因脏腑阳气衰微所致。

3. 暑邪病症

暑为热邪,多见于夏季,常在烈日或高温下发病。暑邪易于耗气伤津,多夹湿邪。伤暑轻者表现为身热头晕、倦怠汗多、烦渴、气短、吐泻等;伤暑重者为中暑,多表现为发热烦躁、突然昏厥、冷汗自出、抽搐等。

4. 湿邪病症

湿是一种重浊的阴邪。易于阻遏气机,损伤阳气。湿邪致病,有重滞沉着、缠绵难愈的特点,又因脾喜燥而恶湿,故湿病多见脾气困遏的证候。湿邪致病有外湿、内湿、上湿、下湿之别。湿在上,可见头重鼻塞、面黄而喘等;湿在下,可见足跗浮肿;湿在外,伤于表,则发冷发热、自汗、身体困倦等;内湿系脾阳失运,湿自内生,多见于胸脘痞闷、恶心呕吐、腹泻等。

5. 燥邪病症

燥邪致病多由于气候干燥或津血不足所引起。燥易伤津,使人体出现一系列干燥的证候。燥邪伤于表,多见微热、口鼻干燥、咽喉干痛、干咳;燥邪伤于里,多见于口干消渴、唇干裂、便秘、尿少等。

6. 火邪病症

火为热邪,由热而生。在四时气候中除热极化火外,风、寒、暑、湿、燥等病因侵害机体后,在一定条件下都可转化成火。火具有炎上、灼津及易于伤心、动风、出血等特点。实火证候多见高热,面红目赤,口渴引饮,烦闹啼哭,口臭,牙痛,喉痛,尿赤便干,甚者神昏谵语,四肢抽搐,发斑出疹,吐血衄血。虚火多系气血失调,阴液耗损所致。如阴虚生内热,证候多见虚烦不寐、潮热盗汗、颧红耳鸣、口咽干燥、舌红绛、少津无苔等。

六 小儿推拿常用治法

1. 汗法

功用:发汗,发散。
适应证:外感表证,如风寒外感、风热外感。

常用穴位：揉一窝风，掐揉二扇门，推三关，开天门，分推坎宫，运太阳，揉耳后高骨，拿风池，拿肩井，拿曲池，拿列缺，挤捏大椎。

2. 清法

功用：清热。

适应证：热证。

常用穴位：揉小天心，退六腑，清天河水，清心经，清肺经，利小肠，运内劳宫，揉总筋，清板门，清四横纹，揉小横纹，掐揉二扇门，掐揉十宣，揉风池，推脊柱，揉涌泉。

3. 消法

功用：消食导滞。

适应证：饮食不节，乳食停滞。

常用穴位：清板门，运八卦，清四横纹，分腹阴阳，揉中脘，揉脐，揉天枢，按弦走搓摩。

4. 和法

功用：和解，调和。

适应证：半表半里，气血不和，脾胃不和等证。

常用穴位：揉小天心，清四横纹，分阴阳，分腹阴阳，掐揉足三里。

5. 吐法

功用：催吐。

适应证：咽喉痰涎壅阻，宿食留滞胃脘，误食的异物或毒物尚在胃中。

常用穴位：点天突，清板门，顺运内八卦。

6. 下法

功用：泻下大便。

适应证：宿食、燥屎留滞肠胃等实热证。

常用穴位：清大肠，清肺经，运八卦，退六腑，揉膊阳池，摩腹揉脐，推下七节骨。

7. 温法

功用：温里，祛寒，回阳。

适应证：里寒证。

常用穴位：揉一窝风，揉外劳宫，摩腹揉脐，揉丹田，揉百会，揉涌泉，推上三关，揉二马。

8. 补法

功用：滋补。

适应证：虚证。

常用穴位：补脾经，补肾经，补肺经，推三关，揉二马，摩腹揉脐，揉丹田，揉中脘，捏脊，揉肺俞，揉脾俞，揉肾俞，掐揉足三里。

七 小儿推拿的基本常识

1. 环境要求

室内应整洁安静，空气流通，温度适宜，注意冬天保暖，夏天防暑降温，对有汗的患儿要避免受风着凉。

2. 患者体位

患儿的姿势力求自然，一般婴幼儿由家长抱坐或抱卧，较大儿坐卧舒适为度。

3. 医者要求

经常剪修指甲，每次施术前洗手，天冷时，避免用冷手突然接触患儿引起哭闹，造成操作时的困难。操作时双手配合要协调，一手固定患儿的受术部位，另一只手操作，固定手不要捏握过紧，变化穴位或姿势要自然，避免生拉硬拽。手法操作要熟练，力求"一旦临证，机触于外，巧生于内，手随心转，法从手出"。

4. 手法基本要求

在施术时手法操作要求均匀、柔和、平稳、着实、力达渗透。

5. 手法与时间

虚证患儿，操作时间宜长，用力要轻，速度宜缓，每日推拿1次或隔日1次；实热证患儿，操作时间宜短,用力要重,速度应快,每日可推拿 1~2 次或视病情而定。急性病 3 天为 1 个疗程,慢性病可 10~15 天为 1 个疗程。

6．手法频率

手法的频率,一般每分钟 120~200 次,较强刺激如掐、拿、按、点、捏等手法一般操作次数少,且放在最后操作,频率为每秒 1 次。每穴的操作时间:新生儿为 0.5~1 分钟,1~6 个月婴儿为 1~3 分钟,6 个月至 1 周岁者为 1~4 分钟,1~3 岁者为 1~5 分钟,大于 3 岁者为 2~7 分钟。

7．操作顺序

在施术时,穴位操作的顺序为:手—上肢—头面—颈项—胸腹—背腰—下肢。

8．推拿介质

常用滑石粉、按摩乳、麻油、花生油、葱姜水、薄荷水、鸡蛋清、酒精、凡士林等滑润剂涂于推拿部位。

9．禁忌证

皮肤创疡、创伤出血、恶性肿瘤、骨折、脱位及一些器质性与感染性疾病。

第二章

张汉臣小儿推拿常用手法

一 小儿推拿常用基本手法

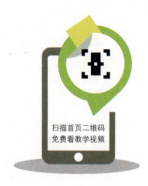

扫描首页二维码
免费看教学视频

推法分为直推法、分推法、合推法、旋推法。操作时肩肘要放松，沉肩、垂肘、悬腕，指要伸直，以前臂及肘带动手指运动，以防手指劳损。动作要协调、持久、深透而富有节奏，轻而不浮，快而着实。直推法行如直线，不得歪曲，以防动了其他经穴。旋推法着力面要呈螺旋形，均匀接触受力面。操作频率为120~200次/分钟。

1. 直推法

【定义】术者用拇指桡侧或指面，或并拢的食指、中指二指指面在穴位上作直线推动的手法，称为直推法。

【适应部位】多用于手部、前臂、头颈、胸腹部等线状或面状穴位，如补脾经、补肾经、清天河水、推三关、推天柱骨、推膻中等。

【作用】具有疏通经络和气血等作用。

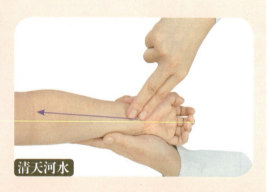

清天河水

2. 分推法

【定义】术者用两手拇指桡侧面或指面，从穴位中央向两侧同时分开推动，或作"八"字形推动的手法，称为分推法。

【适应部位】多用于手部、头面、胸腹、背部等呈对称分布的穴位，如分阴阳、分推坎宫、分腹阴阳、分推肩胛骨等。

【作用】具有平衡阴阳、开窍行气、调和脏腑等作用。

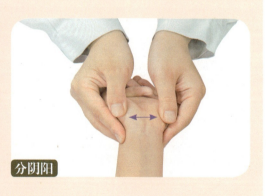

分阴阳

3. 合推法

【定义】术者用两手拇指桡侧面或指面,从穴位两侧向穴位中央同时合拢推动的手法,称为合推法。

【适应部位】多用于手部、胸腹等呈对称分布的穴位,如合阴阳等。

【作用】具有平衡阴阳、调和脏腑等作用。

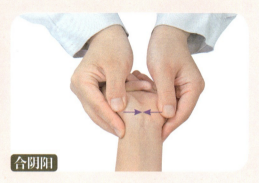
合阴阳

4. 旋推法

【定义】术者用拇指螺纹面在穴位上作顺时针或逆时针方向的旋转推动的手法,称为旋推法。

【适应部位】多用于手指的五经穴,如补脾经等。

【作用】具有调和脏腑气血等作用。

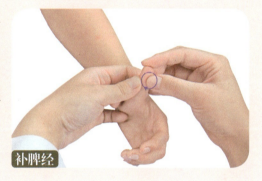
补脾经

【定义】术者以中指指端或屈曲的食指、中指近侧指间关节突起部为着力点叩击穴位的手法,称为捣法。

【适应部位】适用于四肢的点状穴位,如捣小天心等。

【作用】具有疏通经络、镇静安神、化痰镇惊等作用。

【手法要领】操作时要用弹力垂直叩击穴位,击后迅速抬起,力度由轻而重,平稳而有节奏,切忌使用暴力。

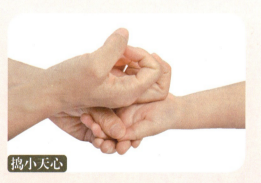
捣小天心

摩法

【定义】术者以食指、中指、无名指、小指指面或全掌或大鱼际肌腹，着力于治疗部位，做有节奏的环形平移旋转摩擦动作的手法，称为摩法。

【适应部位】指摩法适用于面积较小的部位操作，如头面部；掌摩法适用于面积较大的部位操作，如胸腹部。

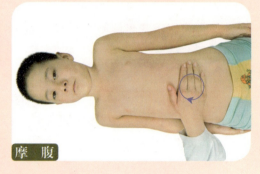
摩 腹

【作用】具有理气活血、消肿止痛、消积导滞、健脾温中等作用。

【手法要领】操作时，仅与皮肤表面发生摩擦，不应带动皮下组织，做圆形摩动时，四周均匀着力，不要一边轻一边重。操作频率一般为100~160周/分钟。指摩法动作应较轻快，一般适宜于面积较小的部位操作；掌摩法应稍缓重，一般适宜于面积较大的部位操作。根据病情、体质及手法的补泻作用，掌握好摩法的轻重缓急及顺时针或逆时针方向。

挤捏法

【定义】术者以双手拇指、食指四指在选定部位或穴位上向中心方向快速用力，一挤一松，反复操作，致使局部皮肤变为红色或紫红色，甚至紫黑色为度，称为挤捏法。

【适应部位】适用于头面、颈项、腰背、腹部等部位，如挤捏大椎、挤捏神阙等。

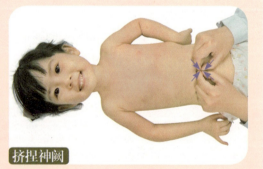
挤捏神阙

【作用】具有开瘀散结、舒筋活血的作用。

【手法要领】两手捏住的皮肤要着实，四指相对，均匀用力，挤出的红斑呈菱形。动作要协调，速度宜快，松紧相兼。

【定义】术者以拇指与屈曲成弓状的食指中节桡侧面着力或拇指和食指、中指指面着力,将治疗部位的皮肤夹持,提起,并双手交替向前捻动的一种手法。用拇指与食指着力者称二指捏法,用拇指和食指、中指着力者称三指捏法。

【适应部位】主要用于背部,如捏脊疗法。

【作用】具有调和阴阳气血、畅通经络、开瘀散结、调和脏腑、健脾和胃、培补元气、强身健体等作用。

【手法要领】操作时可先捏肌肤,次提拿,再捻动,后推动,两手交替向前,随捏、随拿、随起、随放,行如直线,不可歪斜。提提皮肤厚度要适中,过多则手法不易向前捻动推进,过少则易滑脱停滞不前,速度要均匀,动作连贯而富有节奏。

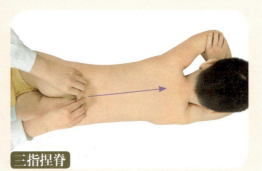

三指捏脊

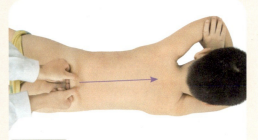

两指捏脊

【定义】术者以拇指和食指夹持住受术者的指、趾等部位,做对称搓揉的手法,称为捻法。

【适应部位】适用于手指、脚趾及指(趾)间关节。

【作用】具有滑利关节、消肿止痛、理筋通络、祛风活血等作用。

【手法要领】操作时拇、食指相对用力,动作灵活,用力均匀适度,做到快捻慢移。

捻 法

拿法

【定义】术者以拇指与食、中二指或其余四指缓慢地对称用力,夹持、提起或同时捏揉治疗部位的手法,称为拿法。

【适应部位】多用于颈项、四肢、肩部、腹部等点状穴位,如拿风池、拿列缺、拿仆参、拿肩井、拿肚角等。

【作用】具有解表发汗、开窍醒神、通经活络、镇静止痛等作用。

【手法要领】操作时,肩臂及腕部放松,掌指协调用力进行捏拿;或逐渐用力上提,进行一松一紧的捏提动作,动作应缓慢柔和、有节律,用力要由轻到重,再由重到轻。

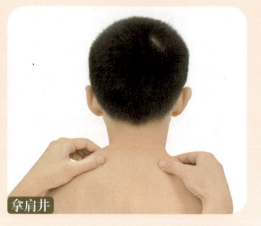

拿肩井

掐法

【定义】术者以拇指指甲垂直向下按压治疗部位或穴位的一种强刺激手法,称为掐法。

【适应部位】适用于头面、手足等部位的点状穴位,如掐人中、掐十宣、掐老龙等。

【作用】常用于急救,具有通关开窍、定惊醒神的作用。

【手法要领】操作时,拇指指甲垂直着力于治疗面,平稳用力,逐渐加压,掐后加揉法,以缓解不适之感,急救时宜用重力掐按,一般次数掌握在3~5次,或中病即止,不宜反复长时间使用,注意不要掐破皮肤。

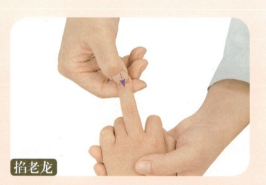

掐老龙

拍法

【定义】术者以虚掌拍打体表的手法,称为拍法。

【适应部位】主要用于肩背、腰骶、臀部及下肢等部位,如拍背部等。

【作用】具有调和气血、宽胸利气、活血化瘀、解痉止痛、消除肌肉疲劳的作用。

【手法要领】操作时手指自然并拢,掌指关节微屈,用虚掌以一种富有弹性的巧劲拍打治疗部位,随即弹起,动作平稳而有节奏,与体表接触的面积为整个手掌的边缘,使刺激量深透且患者无局部皮肤刺痛感。

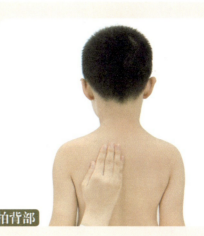
拍背部

擦法

【定义】术者以手掌面、指面、大鱼际肌或小鱼际肌着力于治疗部位上进行直线往返移动摩擦的手法,称为擦法。

【适应部位】适用于全身各部位,如擦背部等。

【作用】具有宽胸利气、温经止痛、祛风散寒、行气活血、消肿散结、舒筋通络等作用。

【手法要领】操作时应沿直线来回摩擦,不可歪斜。着力面要贴紧皮肤,用力均匀适中,压力不可过大,动作连贯而有节奏,频率为80~120次/分钟。推擦的距离尽量拉长,操作次数不宜太多,一般以局部透热为度。适量使用介质,以防止皮肤擦伤。

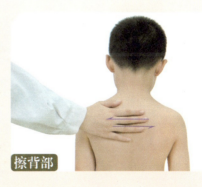
擦背部

按法

【定义】术者以拇指指端、中指指端、掌根或全掌在穴位上向下按压,一压一放反复进行的手法,称为按法。

【适应部位】根据受术部位及受术个体差异选择各种按法。掌按法多用于胸腹部、腰背部及臀部等肌肉丰厚处,指按法多用于全身各部穴位,如按百会、按天突等。

【作用】具有通经活络、开通闭塞、散寒止痛、矫正脊柱畸形等作用。

【手法要领】按法的方向应与治疗面相垂直,用力要沉稳着实,要由轻而重,由浅入深。不可突施暴力猛然按压。按压后多施以揉法,以缓解局部不适。

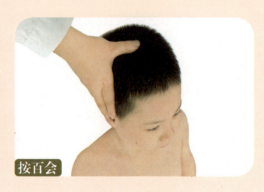
按百会

搓法

【定义】术者以双手掌相对用力,夹持一定部位做快速来回搓揉,并同时做上下往返移动的手法,称为搓法。

【适应部位】多用于四肢、胁肋部,如搓上肢、按弦走搓摩。

【作用】具有疏通经络、理顺组织、行气活血、放松肌肉等作用。

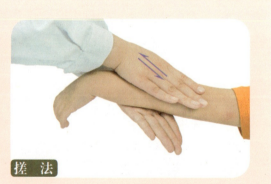
搓法

【手法要领】操作时双手掌面对称用力,夹持肢体不宜过紧,以能搓动肢体为度。双手搓动的频率要快,上下移动的速度要慢,整个动作要"快搓慢移"。一般作为治疗的结束手法,操作1~2遍。

运法

【定义】术者以拇指或食指、中指指面着力,在经穴之间由此及彼地做弧形或环形周而复始推摩运动的手法,称为运法。

【适应部位】适用于头、面、手、腹部的线状或面状穴,也可用于点状穴,如运八卦、运太阳等。

【作用】具有流畅气血、宣通经络的作用。

【手法要领】操作时,指面要紧贴体表,不应带动皮下组织,力与速度要均匀,宜轻不宜重,宜缓不宜急,作用力较推法和摩法轻而缓慢,是最轻的一种小儿推拿手法。运动方向常与补泻作用有关,需视病情而定。操作频率为80~120次/分钟。

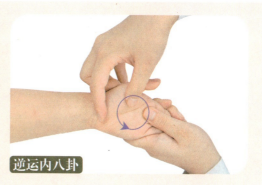
逆运内八卦

 摇法

【定义】沿关节运动轴的方向,在摇动区位间进行的使肢体关节屈伸、展收、旋转及环转等被动运动的手法,称为摇法。

【适应部位】适用于人体各关节,如摇腕关节、摇踝关节等。

【作用】具有舒筋解痉、滑利关节、恢复关节运动功能的作用。

【手法要领】操作时双手配合协调,摇动的幅度要由小到大,摇动的范围要在允许的摇动区位内进行,操作之前可先行软组织的放松手法。

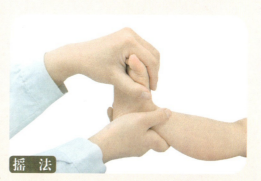
摇法

揉法

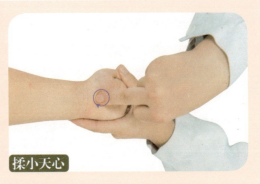

揉小天心

【定义】术者以中指、食指、拇指指面,或掌、掌根、大鱼际、小鱼际等部位,着力于治疗部位,带动受术部位皮肤一起做轻柔缓和的顺时针或逆时针方向的旋转揉动,使皮下组织层之间产生内摩擦的手法,称为揉法。

【适应部位】适用于全身的穴位及部位,如揉小天心、揉脐等。

【作用】具有调和阴阳气血、开通脏腑闭塞、理气消积、祛风散热、舒筋活络、消肿止痛等作用。

【手法要领】操作时,平稳着实,富有节奏,力达渗透(用力均匀,指勿离开皮肤,使该处的皮下组织随手的揉动而动,用力要准而深透)。操作频率为100~200次/分钟。

二 小儿推拿常用复式手法

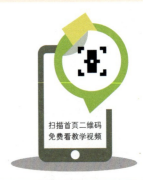

扫描首页二维码 免费看教学视频

打马过天河

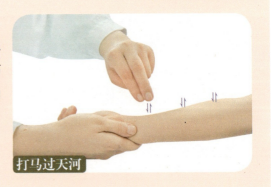

打马过天河

【位置】自掌心至曲泽穴。

【操作】术者先以右手中指运内劳宫,再以食指、中指二指的指端(可蘸凉水),自总筋穴起,经内关、间使循天河水向上弹打至曲泽穴。

【次数】10~30次。

【作用】清热泻火,通经活络。

【主治】高热,神昏,上肢麻木。

水底捞明月

【位置】在小指掌面至手心处。

【操作】术者以拇指自小儿小指尖起推运，经小横纹、小天心、坎宫推至内劳宫，入内劳宫手轻拂起，如捞明月之状。水底是指小指边，明月是指掌心内劳宫穴。

【次数】10~30次。

【作用】清热凉血。

【主治】高热神昏、烦躁不安、口渴、鼻出血等实热病症。

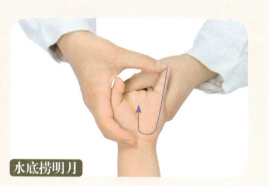

水底捞明月

赤凤点头

【位置】五指及肘部。

【操作】术者以左手托小儿左肘关节尺骨鹰嘴处，右手依次拿小儿五指，上下摇动，如赤凤点头之状。

【次数】20~30次。

【作用】消胀定喘，补血宁心。

【主治】疳证，胸闷咳喘，惊惕不安。

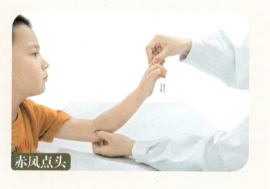

赤凤点头

苍龙摆尾

【位置】手及肘部。

【操作】术者以左手托小儿左肘关节尺骨鹰嘴处，右手握小儿食指、中指、无名指，左右摆动，如苍龙摆尾之状。

【次数】20~30次。

【作用】清热，开胸，通便。

【主治】发热，胸闷，烦躁，便秘。

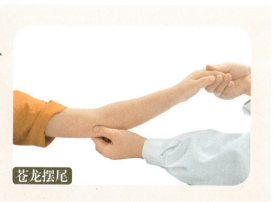

苍龙摆尾

按弦走搓摩

【位置】胸胁部。
【操作】令人将小儿抱于怀中,并使其两上肢抬起,较大的小儿可坐立,最好使其双手交叉搭在两肩上。术者两手五指并拢,从小儿两腋下沿胸胁自上向下搓摩至肚角处。
【次数】50~100次。
【作用】顺气化痰,消积散结。
【主治】咳嗽痰滞,胸闷气促,腹胀食少。

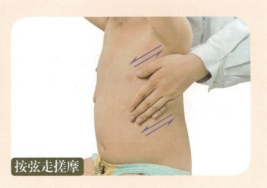

按弦走搓摩

黄蜂入洞

【位置】在鼻梁及鼻翼的两侧。
【操作】术者一手扶小儿头,另一手食指、中指分开,紧贴穴位上、下揉动。注意:食指、中指两指端夹住鼻翼根部后固定,以两指端内侧可触及骨骼的边缘处为准。
【次数】20~50次。
【作用】解表发汗,通鼻息。
【主治】感冒,鼻塞,流涕,呼吸不畅,鼻息肉,急慢性鼻炎。

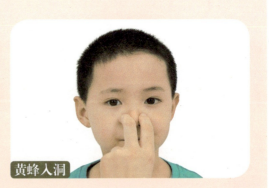

黄蜂入洞

开璇玑

【位置】胸、腹部。璇玑穴在天突下1寸,胸骨柄中央。

【操作】包括四个步骤:①自璇玑穴开始,沿肋间隙自上而下向左右两旁分推。②自鸠尾向下直推至脐。③摩腹或分腹阴阳或由脐向左右两旁分推。④由脐向下直推至小腹。

【次数】开璇玑50~100次。

【作用】宣通气机,止咳化痰,降逆止呕,消食止泻。

【主治】气急,胸闷,痰喘,呃逆,呕吐,积食,胸腹胀满,腹泻。

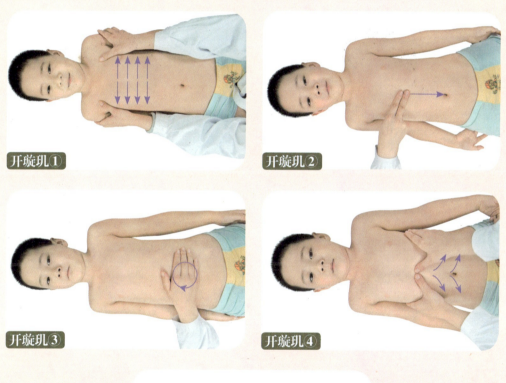

开璇玑①　开璇玑②　开璇玑③　开璇玑④

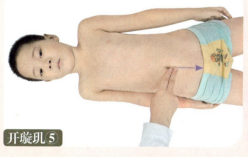

开璇玑⑤

猿猴摘果

【位置】两耳尖及两耳垂。

【操作】术者以双手食指、中指侧面分别夹住小儿两耳尖向上提,再捏两耳垂向下牵拉,如猿猴摘果之状。

【次数】向上、向下各10~20次。

【作用】镇惊安神,健脾行气,化痰消积。

【主治】惊悸不安,寒热往来,疟疾,食积,痰癖。

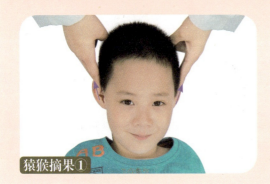
猿猴摘果①

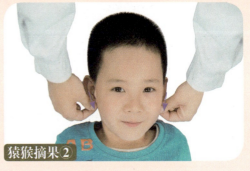
猿猴摘果②

第三章

张汉臣小儿推拿常用穴位

一、手臂部穴位

脾 经

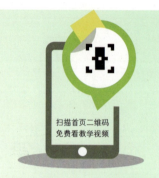

扫描首页二维码
免费看教学视频

【位置】①在拇指桡侧缘末节，自指尖至指间关节横纹处（用于直推法补脾经）。②在拇指桡侧缘自指尖至指根（用于清补脾经）。③在拇指的螺旋面（用于旋推法补脾经）。

【操作】术者用左手的无名指和小指夹住小儿手，食指和拇指捏住小儿拇指，用右手拇指推之。①直推法补脾经：将小儿拇指屈曲，自指尖推至指间关节横纹处。②清补脾经：将小儿拇指伸直，自指根至指尖来回推。③旋推法补脾经：拇指面旋推，顺时针方向为补，逆时针方向为泻。

【次数】300~500 次。

【作用】脾为后天之本，补之可补虚扶弱，补血生肌，进饮食，化痰涎，助消化，止泻痢；清之可清热利湿，消食化积。

【主治】食欲不振，呕吐，泄泻，疳证，痢疾，惊厥，黄疸，湿痰，痿证，疹、痘不出。

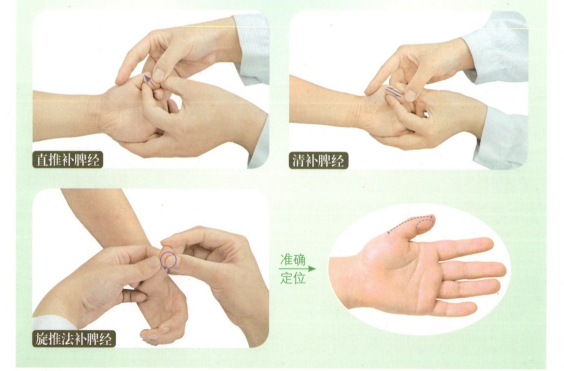

直推补脾经　　清补脾经　　旋推法补脾经　　准确定位

【配穴】①补脾经配推三关、揉小天心：能助气和血通经络，用于改变面色、促疹痘透发。

②补脾经配推三关、拿列缺：能引热下行，改善下肢皮温，改变肌肉萎缩。

③补脾经配推三关、补肾经：增强下肢骨力。

④补脾经配揉一窝风：能温中和胃，进饮食，除湿痰，治疗寒湿泻。

⑤补脾经配补肾经、逆运内八卦：能助肾阳，治疗肾虚泻、黎明泻、大便色绿或黏或泻物不化。

⑥清脾配揉小天心：能清热利尿，化痰涎，治疗湿热熏蒸、皮肤发黄、身热不畅、恶心、呕吐、热泻下痢等。

⑦补脾经配清天河水：能利小便。

【说明】实验证明：推补脾经有以下作用：①对胃蠕动有促进作用；②可使胃液的酸度增高；③可使胃蛋白酶分泌增加。

肝经

【位置】在食指掌面，自指尖至指根成一直线。

【操作】将小儿的食指面向上，夹入术者左手虎口内，右手拇指推之。由指根推向指尖，称为清肝经（或称平肝、泻肝）；由指尖推向指根，称为补肝经。

【次数】100~500次。

【作用】开郁，除烦，平肝胆之火，熄风镇惊。

【主治】目赤，昏闭，烦躁不安，惊风抽搐，口苦咽干。

【说明】肝经一般用清法，不用补法，若肝虚应补时，则用补肾经代之，为滋肾养肝法。因肾为肝之母，补肾即补肝。如肝实可不采用本穴，可用清心经泻心火，因肝为心之母，实则泻其子，心与小肠相表里，可用清天河水、清小肠穴代之。

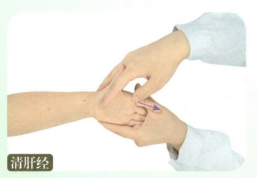

清肝经

准确定位

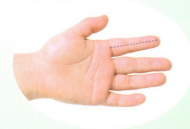

心经

【位置】在中指掌面,自指尖至指根成一直线。

【操作】将小儿的中指面向上,夹入术者左手虎口内,右手拇指推之。由指根推向指尖,称为清心经;由指尖推向指根,称为补心经。

【次数】100~500次。

【作用】清热,泻心火,补益心血,养心安神。

【主治】小便不利,口舌生疮,目赤,五心烦热,惊惕不安。

【说明】心经一般用清法,不用补法,因心火不能妄动。若心气虚可不采用本穴,可用清天河水代之。如患儿高热并见两颧腮部色赤尤甚,为火来烁金,可有剧咳发作,应采用清法,推1~2次后,多见两颧腮色赤消退,剧咳也可缓解。但对患有肺结核两颧腮色赤者,用之无效。

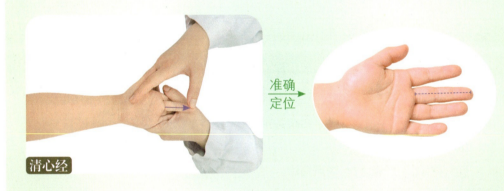

清心经　　准确定位

肺经

【位置】在无名指掌面,自指尖至指根成一直线。

【操作】将小儿的无名指指面向上,夹入术者左手虎口内,右手拇指推之。由指根推向指尖或来回推称为清肺经;由指尖推向指根,称为补肺经。

【次数】100~500次。

【作用】宣肺止咳,顺气化痰,疏风解表,清热通便。

【主治】感冒,发热,咳喘,肺炎,肺虚,自汗,盗汗,便结。

【配穴】①清肺经配逆运内八卦：可止咳化痰，宽胸利膈，治疗肺炎、支气管炎、咳喘症等。
②清肺经配黄蜂入洞、清板门：可通鼻息，清肺、胃之热，治疗鼻塞、流涕、鼻腔色赤及干燥等。
③清肺经配退六腑、揉膊阳池：可行气通滞、润燥通便，治疗大便秘结、里急后重等。
④清肺经配退六腑：有清热凉血的作用，治疗牙龈肿痛、无名肿毒、疮疖红肿期（化脓期无效）。

【说明】肺经一般用清法或泻法，不用补法，因肺主气，补之则气满。若肺气虚应补时，则用补脾经代之。根据补母泻子取穴法，按五行的相生规律"虚则补其母，实则泻其子"的治疗原则，肺经病变属虚证取肺经的母穴脾土穴用补法；肺经实证理论上可取肺经的子穴肾经用泻法，因肾经禁用泻法，而肝肾同源，可用泻肝经（平肝）代之，故临床上平肝与清肺经可同时操作，又称平肝清肺。小儿慢性腹泻、虚寒泻，应用本穴时应慎重，推清本穴时间要少，或不取本穴，用之不当，多见腹泻加剧；如患急症需用本穴时，可推清本穴1~2次，待症见缓解后，应停用。自汗、盗汗及脱肛可用补法，对肺风喘急等症，禁用补法。

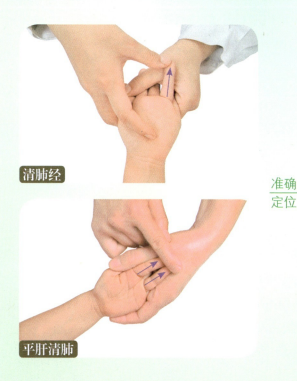

清肺经

平肝清肺

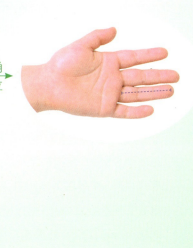

准确定位

大肠

【位置】在食指桡侧缘,自指尖至指根成一直线。

【操作】将小儿食指固定于术者左手虎口内,以右手拇指外侧缘推之。自指尖推向指根称补大肠,自指根推向指尖称泻大肠,来回推称清大肠。

【次数】100~500次。

【作用】补之固肠涩便,泻之清利脏腑之湿热,平补平泻导积滞。

【主治】积食、口疮、痢疾、泄泻、肛门红肿、脱肛、翻肛、便秘。

【配穴】①补大肠配补脾经、揉外劳宫、运内八卦、清四横纹:治疗脾虚泻。

②清大肠配清脾经、揉小天心、运内八卦、清四横纹、利小肠、清天河水:治疗水泻。

③清大肠配分阴阳、运内八卦、清四横纹、退六腑、清天河水:治疗痢疾、发热、里急后重。

④清大肠配分阴阳、清肺经、退六腑、推下七节骨:治疗便秘。

【说明】大肠有固肠涩便之功,但水泻(即湿热泻)时,应以利尿为主,推大肠时先用泻法、清法,等尿多后再用补法;里急后重时先用泻大肠,症状缓解后改为清大肠或补大肠。虚证、脱肛者要用补法;翻肛、肛门红肿、便秘者用泻法或清法。

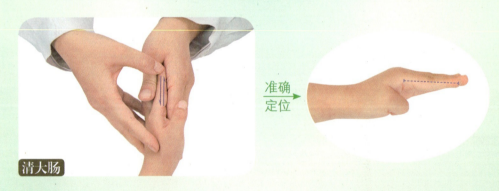

清大肠 | 准确定位

小肠

【位置】在小指尺侧缘,自指根至指尖成一直线。

【操作】患儿立掌,术者以拇指和其余四指相对,侧握小儿四指,使其小指尺侧面暴露,再以右手拇指推之,自指根推向指尖,称清小肠(或称利小肠)。

【次数】一般100~500次,若单独推小肠,可推1000次(无小便时用)。

【作用】分别清浊,泻热利尿。

【主治】水泻无小便,尿频,尿闭,尿少,口疮,伸舌,弄舌,木舌,口唇裂,尿道炎。

【配穴】①利小肠配清天河水:治疗水泻、无尿。若效果不佳可配推箕门、补脾经。

②利小肠配推箕门、拨龙头(压膀胱):治疗尿潴留。

③利小肠配揉小天心、揉总筋、清天河水、清四横纹:治疗口舌生疮。

④利小肠配补脾经、运内八卦、清大肠:治疗腹泻。

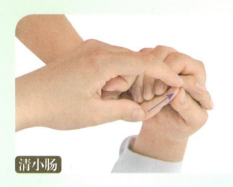

清小肠

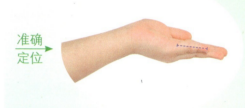

准确定位

内劳宫

【位置】在掌心中央。

【操作】用拇指或中指端掐揉之,称掐揉内劳宫;以中指端点患儿手掌中心处,微用力后迅速抬起,称点内劳宫;在掌心中滴几滴凉水,以指端逆运内劳宫,或从小指掌面运到掌心,称运内劳宫或水底捞明月。

【次数】揉 100~300 次,运 10~30 次,掐 3~5 次。

【作用】清热除烦,泻心火。

【主治】一切热证,发热,口渴,心烦不宁,睡眠不宁,口疮,目赤,小便不利。

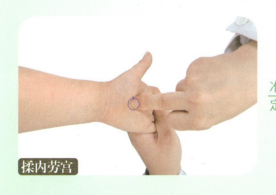

揉内劳宫

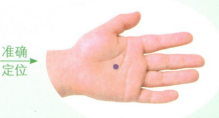

准确定位

肾经

【位置】在小指掌面,自指尖至指根成一直线。

【操作】将小儿的小指面向上,夹入术者左手虎口内,右手拇指由小儿小指指尖推至指根,称补肾经。

【次数】100~500 次。

【作用】为先天之本,可补肾益脑、益气助神、纳气定喘、温下元、止虚火等。

【主治】五更泻,遗尿,尿频,肾虚咳喘,惊风,癫痫,牙痛,骨软无力,先天不足。

【配穴】①补肾经配清板门:有滋阴清热作用,用于感冒尤其是朝轻暮重或手足心热或外感在 3 天之后者效果显著。

②补肾经配揉二马:有滋阴潜阳之功,治疗高热不退有效,亦能生津,对口唇干裂喜饮、皮肤干瘪、尿少、尿闭者有效。

③补肾经配拿列缺:能滋阴降逆,治疗头痛、头晕。

④补肾经配清天河水:有助肾阳、泻心火、除烦制惊、利尿等作用,治疗口疮、舌赤、痰黏吐不出、夜间烦躁不宁、口干、口渴、小便少、水泻等。

⑤补肾经配补小肠、清天河水:能利尿、泻心火,治疗水泻、少尿、口疮。

【说明】该穴本派不用清法(因肾涵先天真水,不宜清泻,但本穴各派做法不一,有些小儿推拿流派其肾经的位置在小指螺纹面或小指尺侧,或小指正、尺面之间。推拿方向亦有不同,有的流派向心为清、为泻。从作用上看,各派没有明显的不同)。肾经有滋阴养肝的作用,临床肝病不能直接补肝时,用补肾经代之。若见面青者,推时先补肾经;肾经须清时可用利小肠代之,这是本流派的经验。

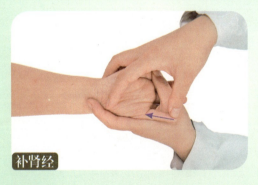

补肾经

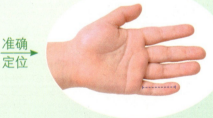

准确定位

二扇门

【位置】手背中指掌指关节两侧陷中。一扇门在食指、中指之间夹缝中；二扇门在中指、无名指之间夹缝中。

【操作】术者以食指、中指指端斜行插入二扇门穴后，上下揉动，称揉二扇门；或用双手拇指甲掐之，称掐二扇门。

【次数】揉100~500次，掐3~5次。

【作用】发汗透表，退热平喘。

【主治】伤风感冒，发热无汗，痰喘气粗，呼吸不畅，惊风抽搐，痘疹欲出不透。

【配穴】揉二扇门配揉小天心、揉一窝风：发汗解表，治疗高热、汗出不畅。

【说明】二扇门穴和一窝风穴两穴均可发汗解表，但出汗量有所不同。一窝风穴透汗时多见微汗，或皮肤润泽，汗出如牛毛细雨；而二扇门透汗时多见珠形汗，如操作时间稍长（3~4分钟），多致大汗淋漓。故二扇门穴在应用时应有选择性，常用于实热证及体壮的小儿，对于虚证及体弱者最好用一窝风较安全。体虚患儿须用二扇门时，必须先固表（补脾经、补肾经、揉肾顶），然后再用汗法。该穴操作时速度宜快且稍用力。汗出后，注意避风。

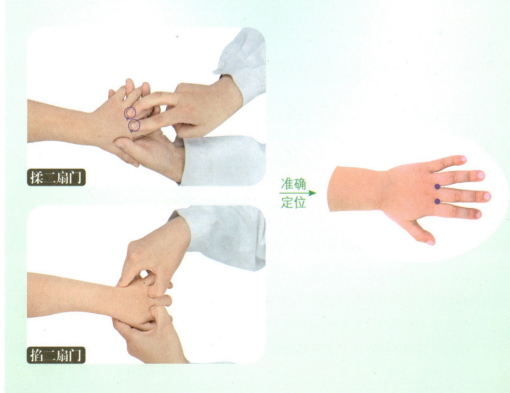

阴阳

- 【位置】在手掌根部,小天心穴的两侧,拇指侧为阳池穴,小指侧为阴池穴。
- 【操作】术者以两手拇指自小天心穴向两侧分推,称分阴阳;自小天心两侧的阴池穴、阳池穴向小天心穴合推,称合阴阳。
- 【次数】100~300次。
- 【作用】分阴阳有调和脏腑、平衡阴阳的作用;合阴阳有利痰散结的作用。
- 【主治】感冒发热,寒热往来,红白痢疾,肠炎,惊风,抽搐,泄泻,呕吐,黄疸,痰涎壅盛,胸闷咳喘。
- 【配穴】①分阴阳配补脾经:治疗脾虚证。
  ②分阴阳配揉小天心、补肾经、揉二马、掐五指节:治疗惊证。
  ③合阴阳配揉肾纹、清天河水:有散结、清热、行痰、化痰等作用,治疗痰结喘嗽及胸闷等。

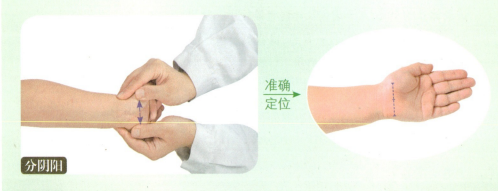

分阴阳　准确定位

板门

- 【位置】在拇指下,手掌大鱼际平面。
- 【操作】使小儿大鱼际暴露,术者用右手拇指来回推之称清板门;以指端在大鱼际平面的中点作揉法,称揉板门。
- 【次数】100~500次。
- 【作用】清热凉血,止血除烦,消食化积,具有升降之功。
- 【主治】食欲不振,呕吐,泄泻,感冒发热,高热不退,阴虚内热,疹痘潮热不退或疹痘后低热,烦躁不安,口臭,鼻出血,鼻腔炎,上牙龈红肿,光面舌,苔厚。
- 【配穴】①清板门配退六腑:治疗上牙龈肿痛(上齿龈属胃)。

②清板门配逆运内八卦、清脾经：能清胃热,调节胃的机能状态而治疗呕吐、食欲不振。

③清板门配揉小天心、揉一窝风、补肾经：治疗外感、阴虚内热等。

④清板门配补脾经：能助消化、进饮食,治疗食欲不振。

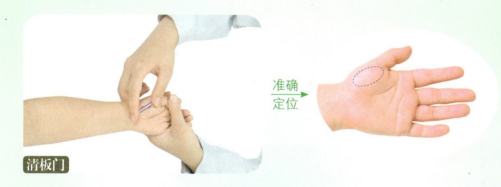

清板门

外八卦

【位置】在手背与内八卦相对处。取法：以外劳宫为圆心,以外劳宫到中指指根2/3处为半径做圆,外八卦就在该圆上。

【操作】术者左手托小儿四指,使掌心向下,以右手拇指外侧缘在穴上推运,顺时针方向推运称顺运外八卦；逆时针方向推运称逆运外八卦。操作时应盖住或轻运离宫。

【次数】100~300次。

【作用】行气和血,通滞散结。

【主治】胸闷,腹胀,便结,肠麻痹。

【配穴】顺运外八卦配清四横纹：能行气消滞,促进肠蠕动,治疗腹胀。

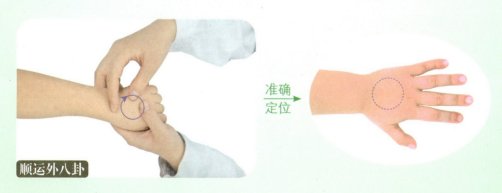

顺运外八卦

内八卦

【位置】 在手掌内。取法：以左手为例，掌根在上为北，以内劳宫为圆心，以内劳宫到中指根横纹的 2/3 处为半径做圆，内八卦即分布在该圆上。

【操作】 术者左手托小儿四指，使掌心向上，右手以拇指外侧缘在穴上推运，顺时针方向推运称顺运内八卦；逆时针推运称逆运内八卦。操作时应盖住或轻运离宫。

【次数】 100~300 次。

【作用】 开胸化痰，利气利膈，消食除胀。

【主治】 咳嗽痰喘，呕吐，食积，食欲不振，腹泻，腹胀，烦躁不安。

【配穴】 ①逆运内八卦配清四横纹、揉合谷：有和中健胃、消食积、进饮食的作用，治疗呕吐、食欲不振。

②运内八卦配补脾经、揉一窝风：有温中助消化的作用，治疗脾胃虚寒证。

③逆运内八卦配清肺经：有开胸化痰止咳的作用，治疗咳喘、痰多、便秘。

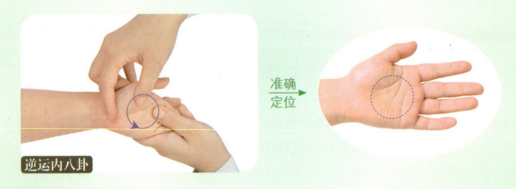

逆运内八卦　准确定位

肾顶

【位置】 在小指掌面末端处。

【操作】 术者以左手虎口夹住小儿小指，用右手中指指面揉之，称揉肾顶。

【次数】 100~500 次。

【作用】 收敛元气，固表止汗。

【主治】 自汗，盗汗，解颅，水疝。

【配穴】 ①揉肾顶配揉小天心、补肾经、揉二马：治疗盗汗。

②揉肾顶配补脾经、推三关：治疗自汗、水疝等。

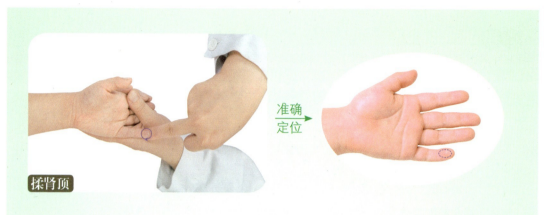

揉肾顶　准确定位

四横纹

【位置】在手掌面第2至第5指根部横纹处,即指掌交界处。

【操作】使小儿掌心向上,用拇指桡侧缘从食指、中指、无名指、小指根横纹逐个来回推之或掐之,称清四横纹(或称推四横纹)或掐四横纹;推四横纹亦可用拇指在四指根部横纹处左右来回横擦。

【次数】每个横纹推50~200次(独穴用需推800次)或掐5~8次。

【作用】调中行气和气血,消胀满,退热除烦散瘀结,引脏腑之热外行。

【主治】腹胀,口疮,唇裂,伤食,疳证,食欲不振。

【配穴】①推四横纹配补脾经、逆运内八卦:治疗腹胀、呕吐、腹泻。

②推四横纹配揉小天心、揉总筋:治疗所有口疮。

③推四横纹配揉足三里:治疗腹胀。

【说明】四横纹为本派常用穴之一,常用于消腹胀、治口疮,尤其以治疗上下唇的溃疡面效果好。

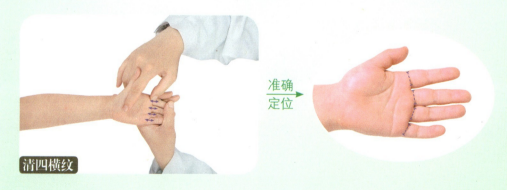

清四横纹　准确定位

总筋

【位置】在掌面腕横纹的中点。

【操作】术者左手托小儿手,使其掌心向上,右手中指揉之,称揉总筋;或用拇指掐之或掐揉之,称掐总筋或掐揉总筋。

【次数】揉 100~300 次,掐 3~5 次。

【作用】泻热散结,通调周身气机。

【主治】心经有热,惊风,夜啼,潮热,口舌生疮,实火牙痛及一切实热证。

【配穴】揉总筋配揉小天心、揉小横纹、清四横纹、清天河水等:治疗口疮。

【说明】本穴为治疗口疮主穴之一,尤其对舌尖及舌面口疮糜烂疗效好。

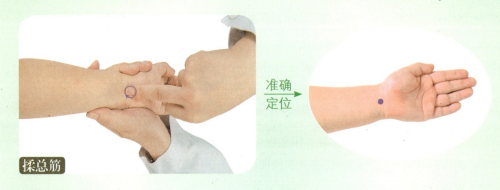

揉总筋　　准确定位

运土入水

【位置】自拇指桡侧缘指尖(脾土穴)至小指掌面指尖(肾水穴),沿手掌边缘成一条弧线。

【操作】自拇指桡侧缘指尖开始,沿手掌边缘,经小天心穴推运至小指掌面指尖。

【次数】100~300 次。

【作用】清脾胃之湿热,补肾水之不足。

【主治】多用于新证、实证,如湿热内蕴所致的少腹胀满、泄泻痢疾、小便赤涩等。

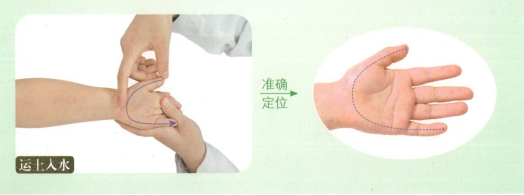

运土入水　　准确定位

一窝风

【位置】在手背腕横纹正中凹陷处。

【操作】使小儿掌心向下,术者以右手中指或拇指指面揉之,称揉一窝风。

【次数】100~500 次。

【作用】发散风寒,宣通表里,温中行气,利关节,止痹痛。

【主治】伤风感冒,腹痛,痹痛,急慢惊风。

【配穴】①揉一窝风配揉小天心、清板门、补肾经、清天河水:治疗感冒。
②揉一窝风配补脾经:治疗脾胃虚寒所致的腹痛、食欲下降以及痹痛、关节痛。

【说明】拇指揉多用于发散风寒。中指揉多用于温中行气,利关节,止痹痛。

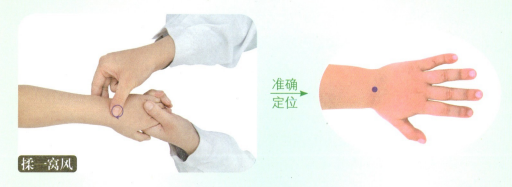

运水入土

【位置】自小指掌面指尖(肾水穴)至拇指桡侧缘指尖(脾土穴),沿手掌边缘成一条弧线。

【操作】自小指掌面指尖起,沿手掌边缘,经小天心穴推运至拇指桡侧缘指尖。

【次数】100~300 次。

【作用】健脾助运,润燥通便。

【主治】多用于脾胃虚弱所致的完谷不化、腹泻、痢疾、便秘、疳证。

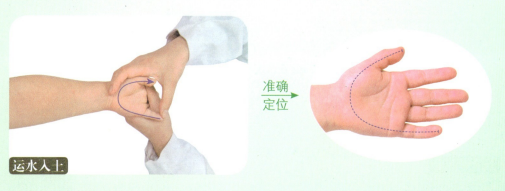

天河水

【位置】 在前臂内侧正中，自腕横纹中点（总筋）至肘横纹中点（曲泽）成一直线。

【操作】 ①清天河水：术者左手托住小儿前臂及手腕，使其掌心向上，右手拇指或食指、中指并拢，用指面向心方向推之，即自总筋穴推至曲泽穴，称清天河水（所有穴向心推为补，唯独天河水向心推为清）。该穴常用清法，次数：100~300次。

②大清天河水：在前臂掌面，由内劳宫推至曲泽穴，称大清天河水。推法同上。次数：100~300次。

③打马过天河：术者先以右手中指运内劳宫，再以食、中二指的指端蘸凉水，自总筋、内关、间使循天河水向上弹打至曲泽穴。各穴弹打3~5下为一遍，共弹打3遍为一次治疗。

④引水上天河：将凉水滴在内劳宫上，术者以右手食指、中指二指指面慢慢向上推至曲泽穴，亦可同时用口吹气，由内劳宫吹向肘横纹，共3次。

⑤取天河水：术者用并拢的右手食指、中指指面或用手掌尺侧由曲泽（肘横纹中点）推至总筋（腕横纹中点），次数100~300次。

以上诸穴操作方法不同，但作用相似，清天河水、大清天河水、打马过天河、引水上天河、取天河水作用依次增强。

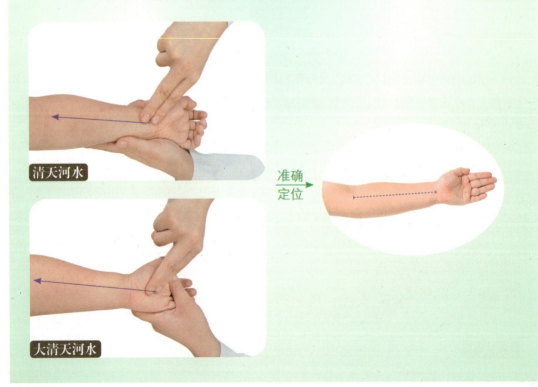

【作用】清热除烦,镇惊,泻心火,利尿。

【主治】外感发热,口渴,口干,烦躁,夜啼,睡眠不宁,口疮,重舌、木舌、伸舌、弄舌,痰喘,咳嗽,小便短涩。

【配穴】①清天河水配揉小天心、补肾经、分阴阳:能镇惊安眠,治疗惊风、夜啼。

②清天河水配揉小天心、揉小横纹、清肺经、逆运内八卦、揉总筋:治疗口舌生疮、咳喘。

③清天河水配利小肠、补脾经:利尿。

【说明】本派推法一般以向心推称为补,但该穴是唯一一个向心推称为清的穴位,名曰清天河水。清天河水为本派常用穴之一,本派多以此穴作为结束手法,以加强疗效。

肾纹

【位置】小指掌面末节横纹处。

【操作】术者以左手虎口夹住小儿小指,右手中指指面揉之,称揉肾纹。

【次数】100~500 次。

【作用】散瘀热,引内热外行。

【主治】目赤,热毒内陷,内热外寒,高热手足凉。

【配穴】①揉肾纹配揉小天心、揉总筋、清天河水:治疗口疮。

②揉肾纹配揉小天心、补肾经、揉总筋、大清天河水:治疗眼疾、高热。

③揉肾纹配揉小天心、补脾经、推三关:治疗疹痘不出或欲出不透。

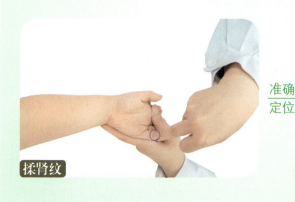

揉肾纹

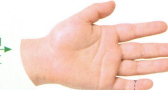

准确定位

威 灵

【位置】手背外劳宫旁,第2、第3掌骨之间。

【操作】使小儿掌心向下,术者以右手拇指或中指端掐揉或掐之,称掐揉威灵或掐威灵。

【次数】掐揉200~300次,掐5~10次。

【作用】开窍醒神,清脑止抽搐。

【主治】急惊暴死,昏迷不醒,头痛,高热神昏,为急救要穴。

【配穴】掐威灵配掐人中、掐十宣、掐仆参、掐精宁:用于急救。

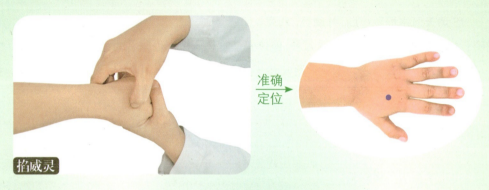

掐威灵

六 腑

【位置】在前臂尺侧缘,自肘横纹至腕横纹成一直线。

【操作】令小儿掌侧位,掌心向内。术者左手握住小儿桡侧腕关节,以右手拇指或并拢的食指、中指二指指面在前臂尺侧,由肘横纹起推至腕横纹,称退六腑。

【次数】100~300次。

【作用】凉血,退热,解毒。

【主治】一切实热证,高热不退,惊厥,烦躁,口疮,重舌,木舌,牙龈红肿,咽喉肿痛,腮腺炎,赤痢,便秘,无名肿毒,疮疖(红肿期),疹痘不消。

【配穴】①退六腑配推三关:一个大凉穴,一个大热穴,两穴合用称为大分阴阳,起调节作用。在用六腑穴之后,为防止过降,用三关穴标之,一般比例为3∶1,即退六腑300次,推三关100次;反之,若虚象太重,用三关穴较多时,则宜少量应用六腑穴调之。

②退六腑配揉小天心、揉一窝风、补肾经、清板门、分阴阳:治疗外感高热不退,或其他大热证。

③退六腑配清肺经、逆运内八卦、清四横纹、下推七节骨:治疗便秘、痢疾里急后重期。

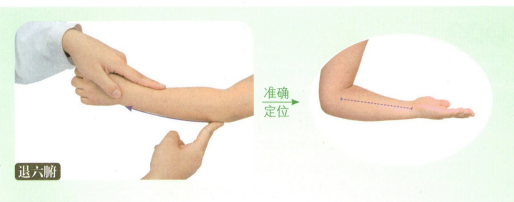

退六腑

外劳宫

【位置】在手背中央,第二掌骨中点,与内劳宫相对处。

【操作】术者左手托小儿四指,使其掌心向下,以右手拇指或中指端揉之,称揉外劳宫。

【次数】100~300次。

【作用】温中散寒,温固下元,升阳举陷。

【主治】肠鸣腹痛,腹泻,寒痢,大便色青或绿,便物不化或有黏液,疝气,脱肛,遗尿,蛔虫腹痛。

【配穴】①揉外劳宫配逆运内八卦、清四横纹:能温中散寒,治疗寒性腹痛腹泻。

②揉外劳宫配揉一窝风:能发汗解表散寒,治疗风寒感冒、痹痛、寒性腹痛或腹泻等。

③揉外劳宫配分阴阳、补脾经、补肾经、逆运内八卦、清大肠:能改变大便颜色与性质,助消化,治疗腹泻。

④揉外劳宫配补脾经、推三关、补肾经、揉二马、揉丹田:能升阳举陷,治疗遗尿、脱肛。

【说明】本穴为补元阳之主穴,穴位温热,能内达外散。揉之能发汗,凡脏腑凝寒痼冷,用之有温通作用,但温通之中又有收敛作用,而不致温散太过。

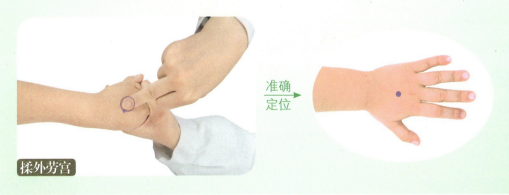

揉外劳宫

小天心

【位置】在手掌根正中处，大、小鱼际之间凹陷中，阴阳池交界处。

【操作】令小儿掌心向上，用中指、拇指端揉之或用拇指甲掐之或右手半握拳用食指或中指指间关节背面捣之，称为揉小天心或捣小天心。

【次数】揉 100~500 次，掐 3~5 次，捣 5~20 次。

【作用】通窍散结，畅通经络，安神镇惊，清热利尿，明目，矫正筋脉的拘急或偏胜。

【主治】感冒发热，神昏，烦躁不安，惊风，抽搐，癫痫，失眠，夜啼，一切眼疾，小便不利，疹痘欲出不透，解颅。

【配穴】①揉小天心配分阴阳、补肾经、清天河水：有镇惊、镇静作用，治疗烦躁不安、睡眠不宁、惊哭惊叫和夜游症等。

②揉小天心配揉一窝风：有透表发汗之功及通阳解肌润肤之能，治疗外感及硬皮症。

③揉小天心配揉二马、清天河水：有清热泻火利尿作用，治疗尿频、尿急、尿痛、水泻。

④揉小天心配补脾经、推三关：有助气和血作用，治疗疹痘不出或出不透，能改变面色。

⑤揉小天心配揉肾顶：有镇惊、收敛作用，治疗解颅、自汗、盗汗。

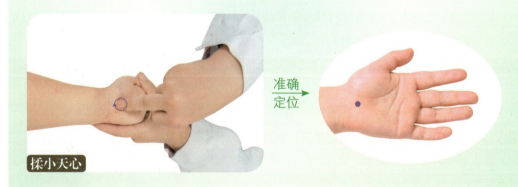

揉小天心　准确定位

小横纹

【位置】在掌面小指根横纹之下，掌横纹之上的高起部位。

【操作】令小儿掌心向上，术者以右手中指揉之，称揉小横纹。

【次数】100~500 次。
【作用】清热散结,宣肺止咳化痰。
【主治】一切咳喘症,口舌生疮。
【配穴】揉小横纹配揉小天心、清肺经、补脾经、逆运内八卦:治疗咳喘,消湿性啰音。
【说明】本穴对呼吸系统疾病效果好。

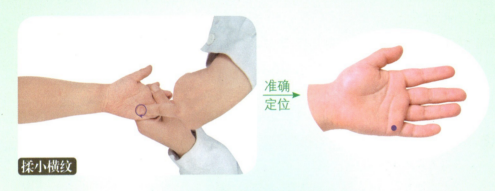

揉小横纹

列缺

【位置】在手腕两侧凹陷处,非针灸取穴(可用拿法操作);桡骨茎突上方,两手虎口交叉,食指指端下取穴(可用掐法操作)。
【操作】以拇、食二指分别按于手腕两侧的列缺穴,相对夹持,一紧一松,反复增减用力,称拿列缺;以拇指甲掐之,称掐列缺。
【次数】3~7 次。
【作用】发汗解表,清脑降逆。
【主治】拿法治疗风寒感冒、惊风、昏迷不醒等,掐法治疗头痛、头胀、牙痛等。
【配穴】拿列缺配补脾经、推三关:可治疗下肢皮肤温度低、婴儿瘫、下肢痿证等。

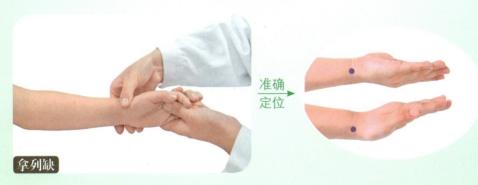

拿列缺

【位置】 在前臂桡侧缘,自腕横纹至肘横纹成一直线。

【操作】 令小儿掌侧位,掌心向内。术者左手托住小儿尺侧腕关节,食指、中指二指并拢直托小儿前臂,以右手拇指或并拢的食指、中指二指指面在前臂桡侧,由腕横纹起推至肘横纹,称推三关。

【次数】 100~300次。

【作用】 补虚扶弱,助气和血,培补元气,温阳散寒,熏蒸取汗。

【主治】 一切虚寒证,营养不良性贫血,黄疸,瘫痪,痘疹欲出不透,下肢痿软(婴儿瘫),疮疖(无脓期,有助化脓),手足凉。

【配穴】 ①推三关配补脾经:能补虚扶弱、统血、活血,治疗下肢痿证及皮温低,改变面色萎黄。

②推三关配补脾经、揉一窝风:治疗脾虚证、食欲不振、泄泻。

③推三关配补脾经、揉一窝风、揉外劳宫、运内八卦、补大肠:治疗虚寒泻、久泻、脾虚泻。

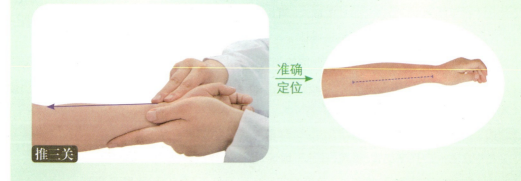

推三关　准确定位

【位置】 在双手十指指尖,近甲缘。

【操作】 可用掐法或针刺放血法。以拇指甲依次掐之,称掐十宣。

【次数】 掐3~5次。

【作用】 开窍醒神,清热降火。

【主治】 急惊暴死,抽搐,高热,神昏,烦躁,夜啼,用于急救。

【配穴】①掐十宣配揉小天心、分阴阳、补肾经、揉二马、掐揉五指节、掐老龙：治疗惊风、惊惕不安、夜啼。

②掐十宣配掐人中、掐仆参、掐威灵、掐精宁、掐五指节、掐老龙：用于开窍醒神。

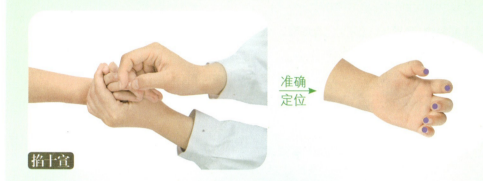

掐十宣

二人上马

【位置】在手背第4、第5掌骨小头后陷中，简称二马。

【操作】使小儿掌心向下，术者左手食指垫于患儿小横纹穴处，其余手指握住患儿食指、中指、无名指，使患儿无名指与小指之间的缝隙加大，利于穴位操作，右手拇指或中指指端斜行插入穴中，上下揉动，称揉二马。

【次数】100~500次。

【作用】补肾潜阳，引火归元，行气散结，利尿通淋。

【主治】小便闭塞，淋证，痰湿，咳喘，牙痛，睡时磨牙，久病体虚，夜啼，消干性啰音。

【配穴】①揉二马配揉小天心、揉小横纹、清肺经、补脾经：治疗痰湿、咳喘。

②揉二马配揉小天心、补肾经、利小肠：治疗尿闭、小便淋漓。

③揉二马配补肾经：加强补肾作用，用于治疗先天不足。

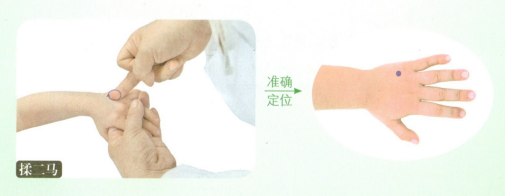

揉二马

合谷

【位置】手背第1、第2掌骨之间,近第2掌骨中点。

【操作】使小儿掌心向下,术者以右手拇指或中指端揉或掐之,称揉合谷或掐合谷。

【次数】掐揉200~300次,掐5~10次。

【作用】通瘀散结,降胃气,止呕吐,清咽喉。

【主治】咽喉肿痛,牙痛,面瘫,呕吐,恶心。

【配穴】①掐揉合谷配揉颊车、揉迎香:有通经活络止痛作用,治疗牙痛、面瘫。

②掐揉合谷配揉风池、揉风门、拿列缺:有疏风解表止咳作用,治疗感冒、咳嗽、头痛、项痛。

③掐揉合谷配拿曲池、掐少商:有解表清热利咽作用,治疗发热、咽喉肿痛。

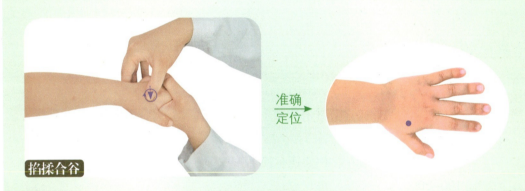

精宁

【位置】手背外劳宫旁,第4、第5掌骨之间。

【操作】使小儿掌心向下,术者以右手拇指或中指端掐揉或掐之,称掐揉精宁或掐精宁。

【次数】掐揉200~300次,掐5~10次。

【作用】行气,破积,化痰。

【主治】眼内胬肉,疳证,干呕,气吼,痰喘,用于急救。

【配穴】①掐精宁配揉小天心、揉肾纹:有消积散郁的作用,治疗眼内胬肉。

②掐精宁配掐威灵:用于急救,加强开窍醒神作用。

【说明】体虚患儿慎用本穴,以防克消太甚,元气受损,如必须用时,应多与补肾经、补脾经、推三关、捏脊等补益穴同用。

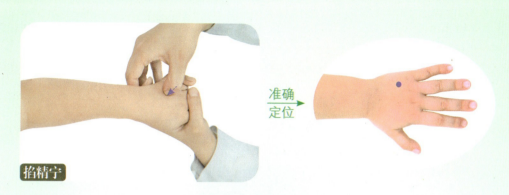

掐精宁

五指节

【位置】手背五指第一指间关节处。

【操作】术者左手托小儿手,使掌心向下;以右手拇指甲依次从小儿拇指第一指间关节掐至小指的第一指间关节,称掐五指节;或掐后继揉,称掐揉五指节。

【次数】掐 3~5 次,掐揉 30~50 次。

【作用】安神镇惊,开窍,祛痰。

【主治】惊风,抽搐,惊惕不安,昏迷,夜啼,睡卧不宁,痰喘,指间关节屈伸不利。

【配穴】①掐揉五指节配揉小天心、分阴阳、补肾经、揉二马、掐十宣、掐老龙:治疗惊风、惊惕不安、夜啼。

②掐揉五指节配清脾经、逆运内八卦、推揉膻中、揉肺俞:治疗胸闷、痰喘、咳嗽。

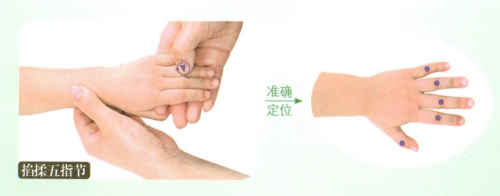

掐揉五指节

少商

- 【位置】拇指末节桡侧缘,距指甲根1分许。
- 【操作】以拇指甲掐之,称掐少商;亦可用三棱针点刺放血。
- 【次数】掐3~5次。
- 【作用】开窍醒神,通瘀散结。
- 【主治】咽喉肿痛,咳嗽,气喘,惊厥。
- 【配穴】掐少商配掐揉合谷:有清热利咽作用,治疗咽喉肿痛。
- 【说明】本穴对咽喉肿痛、急慢性喉痹、扁桃体炎、声带水肿以及惊厥等症用之有效。一般轻症可用掐法,如病情较重可用三棱针点刺放血。

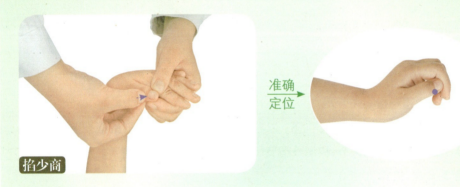

掐少商

老龙

- 【位置】在中指背,距指甲根中点1分许。
- 【操作】以拇指甲掐之,称掐老龙;或掐后继揉之,称掐揉老龙。
- 【次数】掐3~5次,掐揉10~30次。
- 【作用】醒神开窍,回阳救逆。
- 【主治】急惊暴死,昏迷不醒,高热抽搐,睡卧不宁,用于急救。
- 【配穴】掐老龙配掐人中、掐十宣、掐五指节:用于急救。

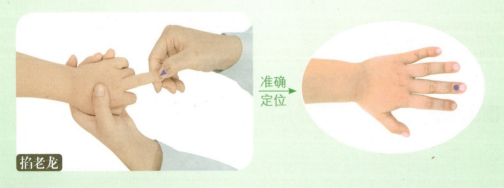

掐老龙

膊阳池

【位置】在一窝风穴上 3 寸的凹陷中。

【操作】以拇指或中指端揉之,称揉膊阳池;以拇指甲掐之,称掐膊阳池。

【次数】揉 100~300 次,掐 3~5 次。

【作用】降逆,清脑,止头痛,通便。

【主治】头晕,头痛,惊风,癫痫,大便秘结。

【配穴】①揉膊阳池配清肺经、退六腑、推下七节骨:治疗大便秘结。

②揉膊阳池配利小肠、揉小天心、清天河水:治疗小便赤涩。

③揉膊阳池配开天门、分推坎宫、运太阳:治疗头痛、感冒、发热。

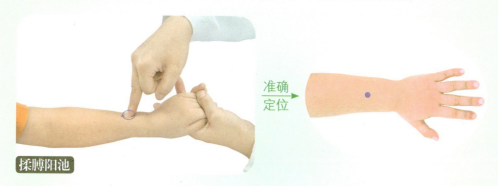

曲池

【位置】屈肘时,在肘横纹桡侧端凹陷处,当尺泽与肱骨外上髁连线中点。

【操作】可用拿法或掐法。

【次数】3~7 次。

【作用】通瘀散结,活血脉,止痹痛。

【主治】发热,咽喉肿痛,上肢瘫痪,麻木,手指伸屈不利及手臂肿痛。

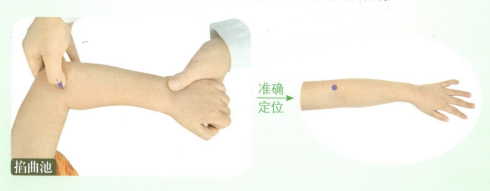

右端正

【位置】中指末节尺侧缘(靠小指侧)中点,指甲根旁1分许。

【操作】以拇指甲掐之,称掐右端正;或掐后继揉之,称掐揉右端正。

【次数】掐3~5次,掐揉10~30次。

【作用】降逆,止吐,止血。

【主治】呕吐,鼻出血,眼左斜视。

【配穴】掐右端正配逆运内八卦、清补脾经、清板门、推天柱骨:治疗胃气上逆所致的恶心、呕吐。

【说明】本穴对止鼻出血有良效,除掐法外,亦可用绳扎法,即用细绳由中指第三节横纹起扎至指端(不可过紧),扎好后让患儿静卧片刻即可止血。

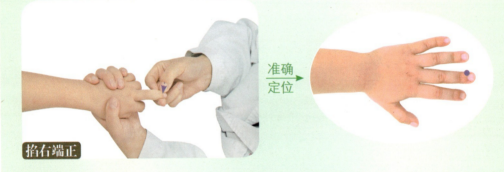

掐右端正　　准确定位

左端正

【位置】中指末节桡侧缘(靠拇指侧)中点,指甲根旁1分许。

【操作】以拇指甲掐之,称掐左端正;或掐后继揉之,称掐揉左端正。

【次数】掐3~5次,掐揉10~30次。

【作用】有升提之功,止泻之能。

【主治】慢性痢疾,脱肛,泄泻(虚寒泻),眼右斜视。

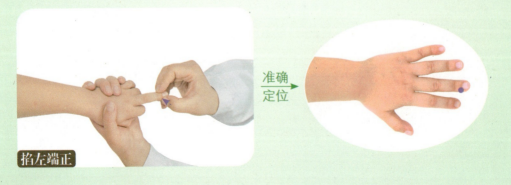

掐左端正　　准确定位

曲泽

【位置】屈肘,在肘横纹中点,肱二头肌腱的尺侧缘。

【操作】可用拿法、摇法或挤捏法。

【次数】拿或摇 3~7 次,捏挤一日 1 次。

【作用】清心泻热,调和气血,通经活络。

【主治】心悸,胸痛,胃痛,呕吐,腹泻,关节痹痛。

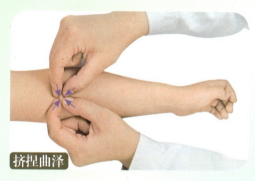
挤捏曲泽
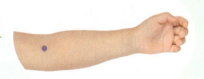
准确定位

二 头颈部穴位

桥弓

【位置】颈部两侧沿胸锁乳突肌成一线。

【操作】揉法,提拿法,分筋法,推抹法,扳法。

【次数】揉 50~100 次,推抹 10~30 次,提拿、分筋、扳 3~5 次。

【作用】舒筋和血。

【主治】肌性斜颈,项强,高血压,惊风。

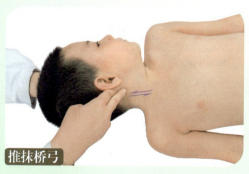
推抹桥弓
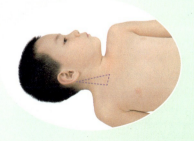
准确定位

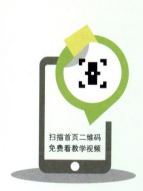
扫描首页二维码
免费看教学视频

耳后高骨

【位置】耳后乳突下凹陷处。

【操作】拇指或中指端揉,称揉耳后高骨,或用掐、运、拿法。

【次数】揉、运法30~50次,掐、拿法3~5次。

【作用】解表发汗,镇惊除烦。

【主治】感冒,头痛,惊风,抽搐,烦躁不安。

【配穴】揉耳后高骨配开天门、分推坎宫、运太阳组成四大手法:治疗外感发热、头痛。

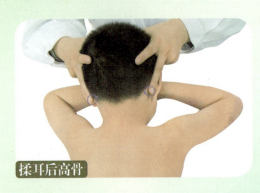

揉耳后高骨

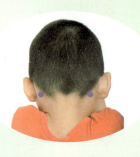

准确定位

坎宫

【位置】在眉弓上缘,自印堂至眉梢成一横线。

【操作】以两拇指自印堂向两侧眉梢分推,称分推坎宫。

【次数】30~50次。

【作用】发汗解表,醒脑明目,止头痛。

【主治】外感发热,头痛,惊风,目赤痛,近视。

【配穴】分推坎宫配开天门、运太阳、揉耳后高骨组成四大手法:治疗外感发热,头痛。

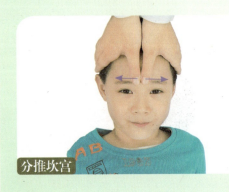

分推坎宫

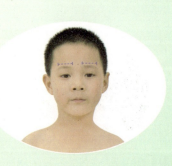

准确定位

太阳

【位置】眉梢后凹陷处,左侧为太阳,右侧为太阴。

【操作】以两拇指桡侧自前向后直推,称推太阳;以指端揉或运,称揉太阳或运太阳。向眼前方向揉运为补,向耳后方向揉运为泻。

【次数】推或揉运 30~50 次。

【作用】疏风解表,清热,醒脑明目。

【主治】外感发热,头痛,惊风,目赤痛,近视。

【配穴】运太阳配开天门、分推坎宫、揉耳后高骨组成四大手法:治疗外感发热、头痛。

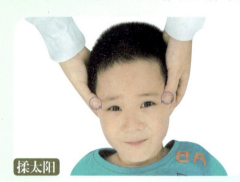
揉太阳

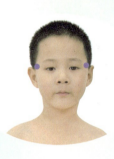
准确定位

人中

【位置】上唇人中沟的上 1/3 与下 2/3 交界处。

【操作】以拇指甲掐。

【次数】5~10 次或醒后即止。

【作用】通窍散结,醒脑开窍,安神镇惊。

【主治】惊厥,抽搐,癫痫,中暑,窒息,面瘫,用于急救。

【配穴】掐人中配掐十宣、掐老龙等:治疗惊风、抽搐。

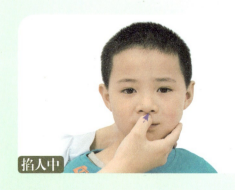
掐人中

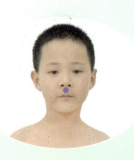
准确定位

天门

【位置】两眉之间(印堂穴)至前发际成一直线。

【操作】以两拇指自印堂向前发际交替直推,称开天门。

【次数】30~50 次。

【作用】发汗解表,镇静安神,醒脑开窍。

【主治】感冒,高热无汗或汗出不畅,惊惕不安,头痛,头晕。

【配穴】①开天门配分推坎宫、运太阳、揉耳后高骨组成四大手法:治疗外感发热、头痛。

②开天门配揉小天心、按百会:能镇静安神,治疗惊惕不安、烦躁不宁。

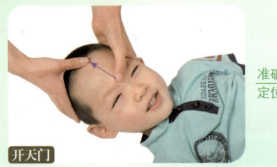
开天门

准确定位

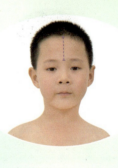

迎香

【位置】鼻翼外缘中点旁,当鼻唇沟中。

【操作】以食指、中指二指按揉。

【次数】按 3~5 次,揉 20~30 次。

【作用】宣肺气,通鼻窍。

【主治】感冒,鼻炎,鼻塞流涕,呼吸不畅,面瘫,口眼歪斜。

【配穴】揉迎香配清肺经、拿风池、揉肺俞等:治疗鼻塞流涕、呼吸不畅。

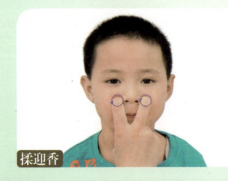
揉迎香

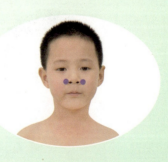
准确定位

印堂

【位置】两眉内侧端连线的中点处。

【操作】以拇指甲掐或拇指端揉、按。

【次数】掐或按 3~5 次,揉 20~30 次。

【作用】通窍,安神,镇惊。

【主治】惊风,抽搐,感冒,头痛,近视,斜视。

【配穴】①按印堂配掐人中、掐承浆、掐十宣、掐老龙等:治疗惊风。

②按印堂配开天门、分推坎宫、运太阳、揉耳后高骨等:治疗感冒、头痛。

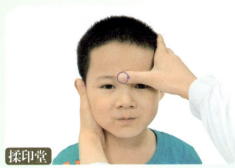

揉印堂

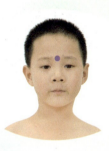

准确定位

山根

【位置】两目内眦中间,鼻根低洼处。

【操作】以拇指甲掐。

【次数】3~5 次。

【作用】通窍,安神,镇惊。

【主治】惊风、抽搐、昏迷,常用于望诊,山根青筋横截为伤食,色青为惊为痛。

【配穴】掐山根配按百会、掐人中、掐十宣等:治疗惊风、抽搐。

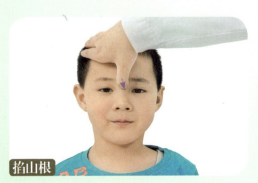

掐山根

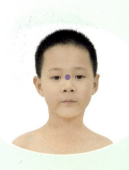

准确定位

风池

【位置】后发际下大筋外侧凹陷中。

【操作】术者一手扶儿头,一手用拇指、食指在穴上对拿或按揉。

【次数】拿3~5次,揉20~50次。

【作用】疏风解表,发汗,明目。

【主治】头痛,感冒,发热,颈项强痛,目视不清。

【配穴】风池配开天门、分推坎宫、运太阳、揉耳后高骨、掐揉二扇门、揉一窝风:发汗解表,用于治疗感冒头痛、发热无汗等表实证。

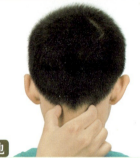
拿风池

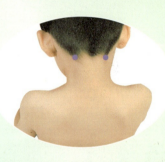
准确定位

颊车

【位置】耳下面颊部,下颌角前上方一横指凹陷中。

【操作】以拇指或中指按、揉。

【次数】按5~10次,揉20~30次。

【作用】开窍止痉,疏风止痛。

【主治】牙关紧闭,抽搐,面瘫,口眼歪斜,流涎,牙痛,张口不利。

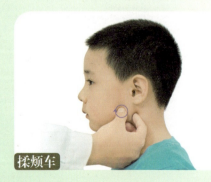
揉颊车

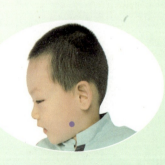
准确定位

新建

【位置】后发际哑门穴下,第2、第3颈椎棘突之间。

【操作】挤捏法,或先用三棱针点刺后再用挤捏法,使微出血。

【次数】针刺1次,挤捏至皮肤现紫红色为度。

【作用】散结热,清嗓利咽。

【主治】咽喉疼痛,声音嘶哑,声带水肿,急性喉痹,乳蛾。

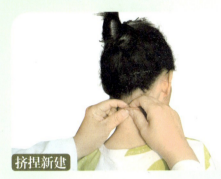

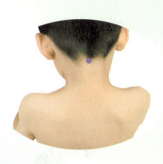

天柱骨

【位置】自风府至大椎成一直线。

【操作】术者一手扶儿头,另一手食指、中指并拢,以指面推之。自风府向大椎直推,称推天柱骨。

【次数】100~500次。

【作用】解表,清热,降逆止呕。

【主治】感冒,发热,颈项不适,恶心呕吐。

【配穴】①推天柱骨配开天门、分推坎宫、运太阳、揉耳后高骨、拿风池、揉大椎、掐揉二扇门:治疗感冒、发热。

②天柱骨配清板门、揉中脘:治疗恶心呕吐。

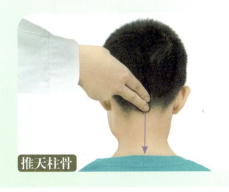

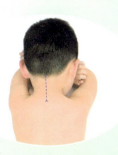

百会

【位置】头顶正中线与两耳尖连线的交点。

【操作】一手固定小儿头部,另一手拇指端按揉或掐揉或按之。

【次数】掐或按3~5次,揉30~50次。

【作用】升阳举陷,安神镇惊,开窍明目。

【主治】惊风,头痛,脾虚泻,脱肛,遗尿。

【配穴】①按揉百会配补脾经、推三关、补肾经、揉丹田:治疗脱肛、遗尿。

②按揉百会配补脾经、补大肠:治疗脾虚泻。

③按揉百会配揉小天心、分阴阳、补肾经、清天河水:治疗惊风烦躁。

【说明】本穴治疗脱肛、脾虚泻疗效较著。但在患儿有呕吐、恶心等症时应用此穴,可使病情加重,故须注意。

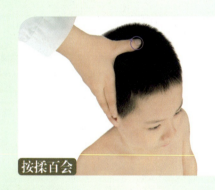

按揉百会

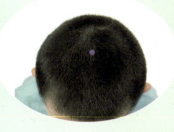

准确定位

胸腹部穴位

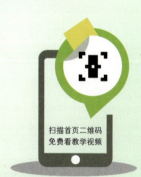

扫描首页二维码免费看教学视频

天突

【位置】在胸骨上窝正中。

【操作】按、点、揉法或挤捏法。

【次数】按、点3~5次,揉20~50次,挤捏至皮肤紫红色为度。

【作用】开胸顺气,降逆止呕,化痰定喘,利咽,催吐。

【主治】支气管炎,百日咳,咳喘,胸闷,痰多,恶心呕吐,咽喉不利。

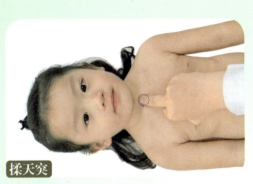 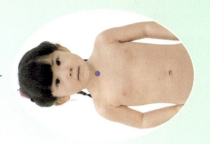

揉天突　准确定位

膻中

【位置】胸骨正中线上,两乳头连线中点。

【操作】分推,向下推或按、揉法。以两拇指自穴中向两旁分推至乳头称分推膻中,以食指、中指自胸骨切迹向下推至剑突称推膻中,以中指端揉称揉膻中。

【次数】按3~5次,推、揉50~100次。

【作用】宽胸理气,止咳化痰。

【主治】胸闷,咳嗽痰喘,恶心,呕吐,呃逆。

【配穴】①膻中配清肺经、揉肺俞:治疗咳嗽、气喘。

②膻中配揉天突、按弦走搓摩、按揉丰隆等:治疗痰吐不利。

③膻中配清板门、逆运内八卦、分腹阴阳:治疗恶心、呕吐、呃逆。

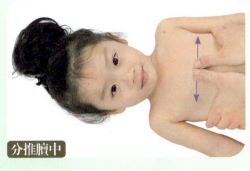 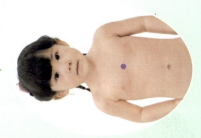

分推膻中　准确定位

乳根

【位置】乳头直下 0.2 寸。

【操作】揉法。

【次数】20~50 次。

【作用】宣肺理气,化痰止咳。

【主治】胸闷,胸痛,咳嗽,气喘,痰鸣。

【配穴】揉乳根配揉乳旁、揉膻中、揉肺俞、分推肩胛骨:加强止咳化痰理气的作用。

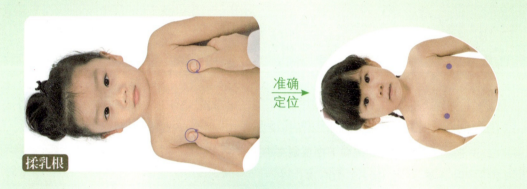

揉乳根　准确定位

曲骨

【位置】脐下 5 寸,腹部正中线交于耻骨联合处。

【操作】掐、点、揉法或针刺法。

【次数】掐、点 5~7 次,揉 50~100 次,快速针刺,不留针,一日 1 次。

【作用】温肾阳,调节泌尿系统的功能。

【主治】神经性尿频,遗尿,癃闭(尿潴留),小便不利。

【配穴】掐曲骨配揉三阴交:治疗神经性尿频、遗尿。

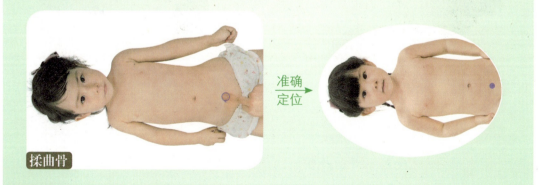

揉曲骨　准确定位

乳旁

【位置】乳头外旁开 0.2 寸。

【操作】揉法。

【次数】20~50 次。

【作用】宽胸理气,化痰止咳。

【主治】胸闷,胸痛,咳嗽,气喘,痰鸣,呕吐。

【配穴】揉乳旁配揉乳根、揉膻中、揉肺俞、分推肩胛骨:加强止咳化痰理气的作用。

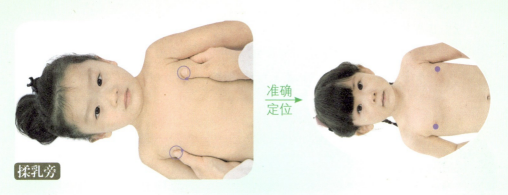

天枢

【位置】平脐旁开 2 寸。

【操作】点、按、揉、挤捏法。

【次数】点、按 3~5 次,揉 50~100 次,挤捏至皮下轻度瘀血为止。

【作用】行气,消胀,止腹痛、腹泻。

【主治】腹泻,腹胀,腹痛,便秘,呕吐,食积。

【配穴】揉天枢配点神阙:治疗水泻、腹胀。

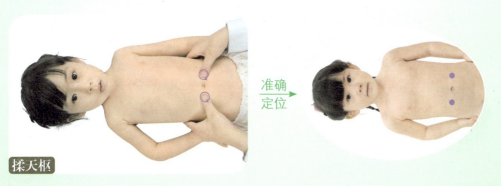

丹田

【位置】在小腹中部,脐下2.5寸。

【操作】以指面揉之,称揉丹田;以掌摩之,称摩丹田。

【次数】揉50~100次,摩100~500次。

【作用】培肾固本,温补下元,泌别清浊。

【主治】腹痛(下腹寒性痛),腹泻,便秘,小便不利,疝气,遗尿,脱肛。

【配穴】①丹田配补肾经、补脾经、推三关、揉外劳宫:用于治疗先天不足、寒凝少腹、腹痛、疝气、遗尿、脱肛。

②丹田配补肾经、揉二马:能温补下元,多用于治疗遗尿、脱肛。

③丹田配清小肠、推箕门:能泌别清浊,多用于治疗尿闭、小便赤、腹泻。

④丹田配补脾经、补肾经、掐揉足三里、捏脊等:为小儿保健推拿常用穴。

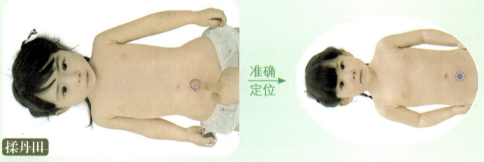

揉丹田　准确定位

关元

【位置】脐下3寸,腹部正中线上。

【操作】点、按、揉法。

【次数】点、按3~5次,揉50~100次。

【作用】温肾壮阳,培补元气。

【主治】腹痛,腹泻,遗尿,小便不利,五迟五软。

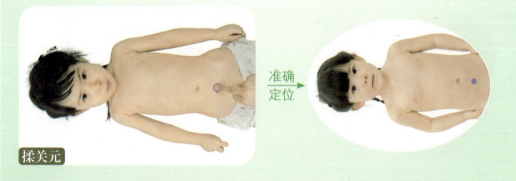

揉关元　准确定位

脐

【位置】肚脐中央,又指脐周腹部。

【操作】以中指端或掌根或大鱼际肌揉之,称揉脐(或揉神阙);以掌或指面摩之,称摩脐(或摩神阙);以中指点肚脐四周,称点神阙。以拇指、食指挤捏肚脐四周,称挤捏神阙。

【次数】揉 100~300 次,摩 300~500 次,点 50~100 次,挤捏以皮肤轻度瘀血为度。

【作用】健脾和胃,消食导滞,消胀,止泻,通便。

【主治】腹痛,腹胀,腹泻,便秘,呕吐,食积肠鸣,消化不良,厌食,疳证。

【配穴】①点神阙配推脾经、逆运内八卦、清四横纹、掐揉足三里:治疗乳食停滞、胃气上逆引起的恶心、呕吐、腹胀。

②挤捏神阙配天枢:治疗腹痛、腹泻。

③揉脐配摩腹、清板门、逆运内八卦、捏脊等:治疗厌食症。

④揉脐配摩腹、补脾经、补肾经、捏脊、掐揉足三里等:为小儿保健推拿常用手法。

【说明】本穴的点法在脐窝边缘腹壁处 1 分许,以脐窝正中为中心,上下左右有四个点,为治疗腹胀、腹痛效穴之一。

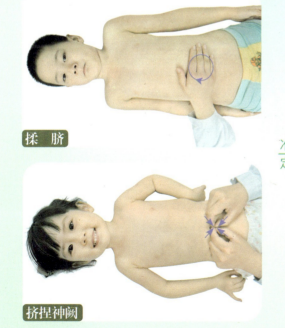

揉 脐

挤捏神阙

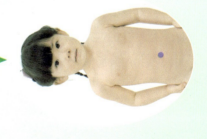

准确定位

中脘

【位置】剑突下(鸠尾)至脐连线的中点,脐上 4 寸。

【操作】用指端或掌根揉,称揉中脘。自中脘向上直推至喉或自喉下推至中脘,称推中脘。自中脘推至鸠尾,称推三焦。

【次数】100~300 次。

【作用】揉中脘、推三焦能调理脾胃,助消化。自喉推至中脘有降逆止呕作用,自中脘推至喉有升阳催吐作用。

【主治】胃脘胀痛,嗳气,呕吐,食欲不振,食积,腹痛,腹泻。

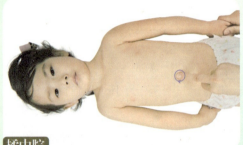

揉中脘

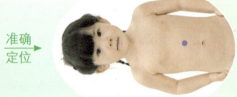

准确定位

气海

【位置】脐下 1.5 寸,腹部正中线上。

【操作】点、按、揉法。

【次数】点、按 3~5 次,揉 50~100 次。

【作用】引痰下行,散寒止痛。

【主治】痰涎壅盛,腹痛,腹泻,脱肛,遗尿。

【配穴】点气海配逆运内八卦:有宽胸利膈、降痰的作用,治疗痰涎壅盛。

【说明】如见患儿腹泻,少用或不用本穴。

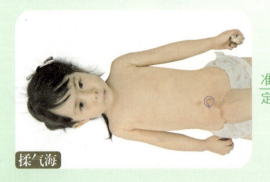

揉气海

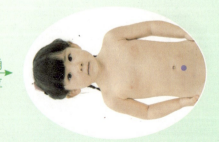

准确定位

腹

【位置】两季肋下腹部。

【操作】从剑突下沿肋弓角边缘或自中脘穴斜向下至腹两侧,以双手拇指(或并拢的食指、中指、无名指和小指)向两侧分推,称分推腹阴阳(又称分腹阴阳);以掌或四指摩,称摩腹。逆时针摩为补,顺时针摩为泻,往返摩为平补平泻。

【次数】分推100~200次,摩100~500次。

【作用】消食化滞,降逆止呕,健脾和胃,止泻,通便。

【主治】腹痛,腹胀,恶心,呕吐,食积,消化不良,厌食,疳证,腹泻,便秘。

【配穴】①分腹阴阳配推脾经、逆运内八卦、清四横纹、掐揉足三里:治疗乳食停滞、胃气上逆引起的恶心、呕吐、腹胀。

②摩腹配清板门、逆运内八卦、揉脐、捏脊等:治疗厌食症。

③摩腹配补脾经、补肾经、捏脊、掐揉足三里等:为小儿保健推拿常用手法。

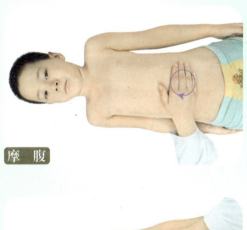

摩 腹

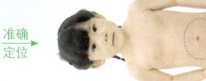

准确定位

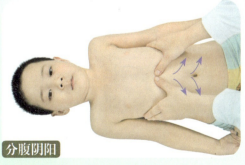

分腹阴阳

肚角

【位置】脐下2寸,旁开2寸两大筋处。

【操作】以两手之拇指、食指、中指三指作拿法,称拿肚角。

【次数】3~5次。

【作用】理气消滞,健脾和胃。

【主治】腹痛,腹胀,腹泻,便秘。

【配穴】拿肚角配揉一窝风、揉外劳宫:治疗腹痛。

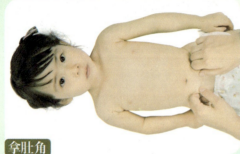
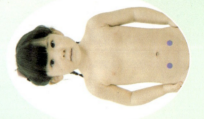

拿肚角　　准确定位

四 腰背部穴位

脾俞

【位置】在背部,第11胸椎棘突下旁开1.5寸。

【操作】揉法。

【次数】10~50次。

【作用】健脾和胃祛湿。

【主治】呕吐,腹泻,食欲不振,疳证,黄疸,水肿,慢惊,四肢乏力。

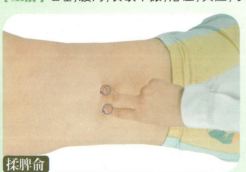
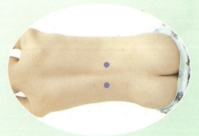

揉脾俞　　准确定位

大椎

【位置】颈后第 7 颈椎与第 1 胸椎棘突之间。

【操作】揉法,挤捏法或提捏法。

【次数】20~50 次,挤捏至皮肤红紫为度。

【作用】解表清热,降逆止呕。

【主治】感冒,发热,头昏,颈项不适,呕吐。

【配穴】大椎配开天门、分推坎宫、运太阳、揉耳后高骨、拿风池、拿曲池、拿合谷:治疗感冒、发热无汗。

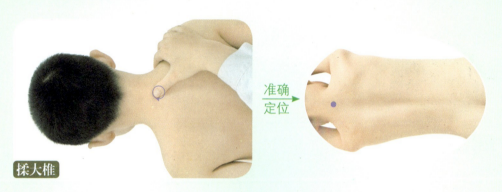

揉大椎

肾俞

【位置】在腰部,第 2 腰椎棘突下旁开 1.5 寸。

【操作】揉法。

【次数】10~50 次。

【作用】补肾,滋阴壮阳。

【主治】先天不足,五迟五软,腹泻,便秘,遗尿,小腹痛,慢性腰背痛,肾虚气喘,疳证。

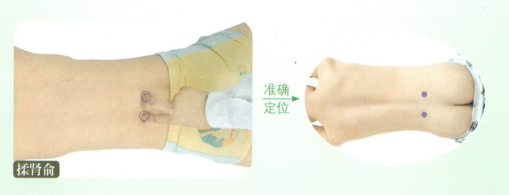

揉肾俞

肺俞

【位置】在背部,第 3 胸椎棘突下旁开 1.5 寸。

【操作】揉法或分推法。以两拇指或食指、中指二指揉之,称揉肺俞;以两拇指分别自肩胛骨内缘从上至下向两旁分推,称推肺俞或分推肩胛骨。

【次数】揉 50~100 次,推 100~200 次。

【作用】宣肺止咳化痰。

【主治】感冒,胸闷,咳喘,痰鸣。

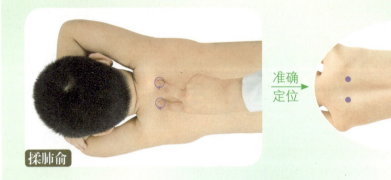

揉肺俞

肝俞

【位置】在背部,第 9 胸椎棘突下旁开 1.5 寸。

【操作】揉法。

【次数】10~50 次。

【作用】清利肝胆湿热。

【主治】胁痛,胃脘痛,目赤,目视不明,眩晕,黄疸,癫狂,痫证。

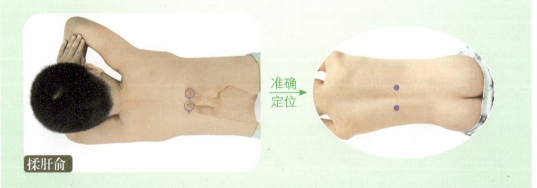

揉肝俞

龟尾

【位置】尾椎骨端,即脊柱的最下端。

【操作】揉法。

【次数】100~300次。

【作用】通调督脉经气,调理大肠功能,具有升提作用。

【主治】腹泻,便秘,脱肛。

【配穴】揉龟尾配揉脐、推七节骨、推大肠、揉百会:治疗虚寒性腹泻、脱肛。

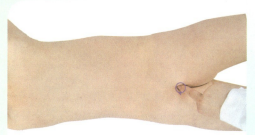

揉龟尾

心俞

【位置】在背部,第5胸椎棘突下旁开1.5寸。

【操作】揉法。

【次数】10~50次。

【作用】镇惊,养心安神。

【主治】惊厥,胸闷,心烦,心悸,夜啼。

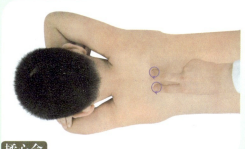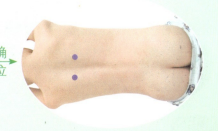

揉心俞

脊柱

【位置】大椎至尾骨端成一直线。

【操作】常用捏脊法，亦可用推法。捏脊时每捏三下将脊背皮肤提一下，称捏三提一法；或捏三遍，随捏随提三遍，共六遍。以食指、中指自上向下推脊柱称推脊。

【次数】捏脊 3~6 次，推 50~100 次。

【作用】调阴阳，理气血，和脏腑，通经络，培元气，强身健体。

【主治】发热，惊风，夜啼，腹泻，腹痛，便秘，呕吐，疳证，为儿童保健要穴。

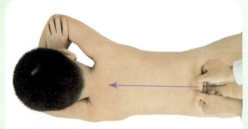
捏脊

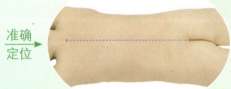
准确定位

胃俞

【位置】在背部，第 12 胸椎棘突下旁开 1.5 寸。

【操作】揉法。

【次数】10~50 次。

【作用】和胃健脾，理气降逆。

【主治】消化不良，胃脘胀痛，呕吐，腹泻，疳证。

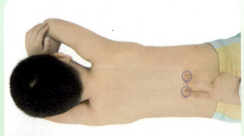
揉胃俞

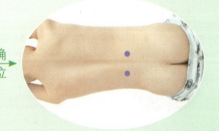
准确定位

七节骨

【位置】第 4 腰椎至尾椎骨端成一直线。

【操作】自下向上推称推上七节骨,自上向下推称推下七节骨。

【次数】100~300 次。

【作用】上推能温阳止泻(虚寒性腹泻),下推能清热通便。

【主治】腹泻,便秘,脱肛。

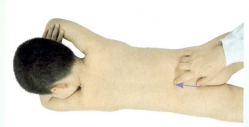

上推七节骨

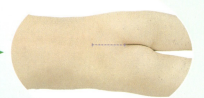

准确定位

定喘

【位置】在背部,第 7 颈椎棘突下旁开 0.5 寸。

【操作】揉法。

【次数】10~50 次。

【作用】疏风解表散寒,宣肺止咳平喘。

【主治】外感风寒,咳嗽,气喘,腰背疼痛。

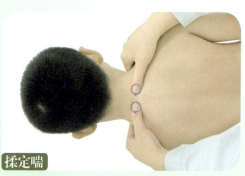

揉定喘

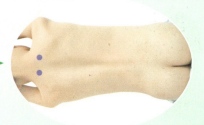

准确定位

肩井

【位置】在肩上,前直乳中,大椎与肩峰连线之中点。

【操作】拿法为主,亦可用点法、按揉法。临床上多用于治疗结束后的总收法,即结束手法。

【次数】拿、点 3~5 次,按揉 10~30 次。

【作用】解表发汗,宣通气血。

【主治】感冒,惊厥,上肢抬举不利。

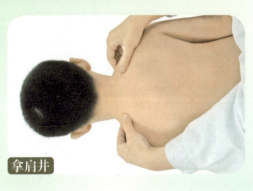

拿肩井

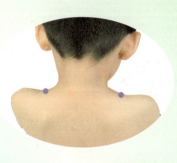

准确定位

膈俞

【位置】在背部,第 7 胸椎棘突下旁开 1.5 寸。

【操作】揉法。

【次数】10~50 次。

【作用】宽胸利膈。

【主治】急性胃痛,呃逆,呕吐,各种血瘀证。

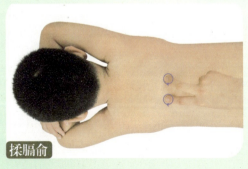

揉膈俞

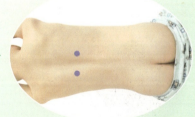

准确定位

五 下肢部穴位

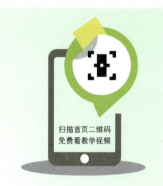

扫描首页二维码
免费看教学视频

承山

【位置】腓肠肌腹下人字形凹陷处。

【操作】揉、按、推或拿法。

【次数】5~10 次。

【作用】调和胃肠,熄风止痉。

【主治】下肢痿软,腿痛转筋,脑瘫,惊风抽搐,便秘,腹泻。

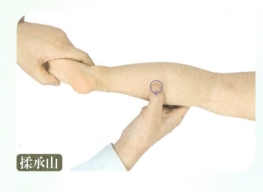

揉承山　　准确定位

解溪

【位置】踝关节前横纹中点,两筋之间凹陷处。

【操作】揉、掐或摇法。

【次数】揉 50~100 次,掐 3~5 次,摇 5~7 次。

【作用】解痉,止吐泻。

【主治】足下垂,足内翻,足外翻,踝关节屈伸不利,惊风,抽搐,吐泻。

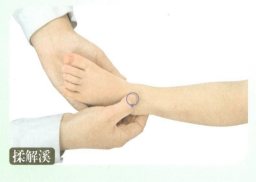

揉解溪　　准确定位

丰隆

【位置】小腿前外侧,外踝尖上8寸,距胫骨前缘二横指(中指),在胫腓骨之间。

【操作】揉、按揉或掐揉法。

【次数】10~30次。

【作用】祛痰镇咳平喘。

【主治】痰鸣,咳嗽,哮喘,下肢麻木痹痛。

【配穴】掐揉丰隆配逆运内八卦、揉膻中、揉肺俞:治疗痰鸣、咳嗽、哮喘。

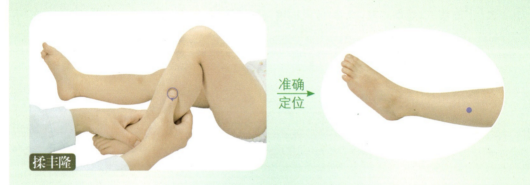

揉丰隆　准确定位

阳陵泉

【位置】小腿外侧,腓骨小头前下方凹陷处。

【操作】揉、按揉或掐揉法。

【次数】10~30次。

【作用】疏肝利胆,调经和络,舒展筋脉。

【主治】下肢痿痹、麻木,足不能背屈,膝肿痛,胸胁痛,口苦,呕吐,黄疸,惊风,脑瘫。

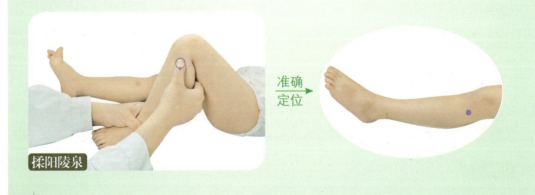

揉阳陵泉　准确定位

三阴交

【位置】小腿内侧,内踝尖上3寸处。

【操作】揉、按揉或掐揉法。

【次数】10~30次。

【作用】通血脉,活经络,疏下焦,利湿热,通调水道,亦能健脾胃,助运化。

【主治】癃闭,神经性尿频,惊风,消化不良,下肢麻木痹痛。

【配穴】三阴交配曲骨或中极:治疗尿频、遗尿。

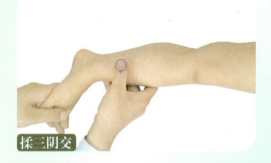
揉三阴交

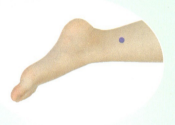
准确定位

昆仑

【位置】外踝后方,外踝尖与跟腱之间的凹陷处。

【操作】揉、按、推或拿法。

【次数】5~10次。

【作用】舒筋活血通络,强腰补肾。

【主治】下肢痿软,腰腿疼痛,脚跟肿痛,足内翻,脑瘫,惊风抽搐,头痛。

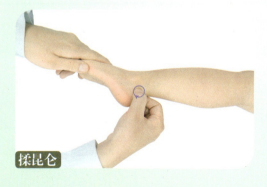
揉昆仑

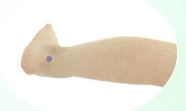
准确定位

涌泉

【位置】足掌心前 1/3 与后 2/3 交界的凹陷中。

【操作】以拇指端揉之,称揉涌泉;以两拇指面轮流向足趾方向推之,称推涌泉。

【次数】揉 10~30 次,推 100~300 次。

【作用】引火归元,清脑降逆,退虚热,止吐泻。

【主治】五心烦热,烦躁不安,发热,惊厥,头痛,呕吐,腹泻。

【配穴】①揉涌泉配揉小天心、补肾经、揉二马、清天河水:治疗烦躁不安、夜啼。

②揉涌泉配按百会、掐人中、掐十宣:治疗惊厥、癫痫。

③揉涌泉配补肾经、清板门:治疗五心烦热。

④揉涌泉配退六腑、大清天河水:用于实热证。

⑤揉涌泉配清板门:治疗呕吐、腹泻。

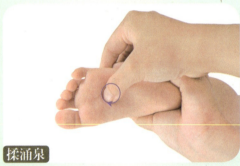

揉涌泉

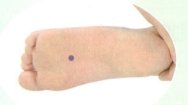

准确定位

足三里

【位置】小腿前外侧,外膝眼下 3 寸,胫骨外侧约一横指处。

【操作】揉、按揉或掐揉法。

【次数】10~30 次。

【作用】健脾和胃,调中理气,导积滞,强壮身体。

【主治】腹胀,腹泻,伤食,呕吐,下肢麻木痹痛。

【配穴】①掐揉足三里配推七节骨、补脾经、揉外劳宫、推大肠：治脾虚泻。
②掐揉足三里配捏脊、摩腹：保健推拿。
③掐揉足三里配逆运内八卦、清四横纹、补脾经、清板门：治疗食欲不振。
④掐揉足三里配逆运内八卦、清四横纹、点神阙：治疗腹胀。
⑤掐揉足三里配逆运内八卦、清四横纹、推天柱骨：治疗呕吐。
⑥掐揉足三里配揉一窝风、揉外劳宫：治疗腹痛（寒性）。

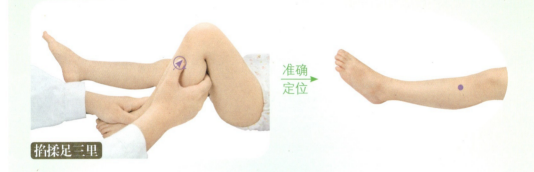

掐揉足三里

委中

【位置】膝后腘窝横纹中点，两大筋间。
【操作】揉、按揉或拿法。
【次数】10~30次。
【作用】疏通经络，熄风止痉，顺气降逆。
【主治】下肢痿痹、麻木，脑瘫，惊风抽搐，呕吐，腹胀。

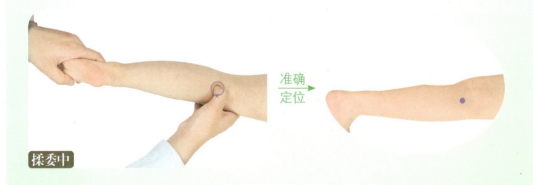

揉委中

箕门

【位置】大腿内侧,膝盖上缘至腹股沟成一直线。

【操作】术者食、中二指并拢,自患儿膝盖内上缘向上推至腹股沟,称推箕门。

【次数】100~300次。

【作用】利尿通淋,清热泻火。

【主治】小便赤涩不利,水泻,尿少,尿闭。

【配穴】①推箕门配揉丹田、掐揉三阴交:治疗尿潴留。

②推箕门配利小肠:治疗水泻尿少、尿闭。

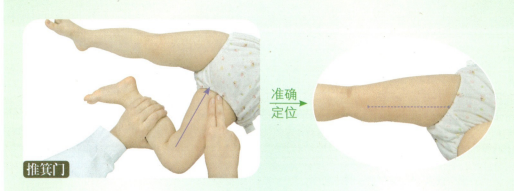

【位置】足跟外踝下凹陷中。

【操作】拿法或掐法。

【次数】3~5次。

【作用】醒神开窍,益肾健骨,舒筋活络。

【主治】抽搐,昏迷,癫狂,晕厥,脑瘫,五迟五软,腰痛,脚跟痛。

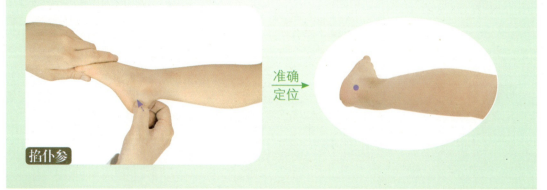

第四章

小儿常见病症的推拿治疗

感 冒

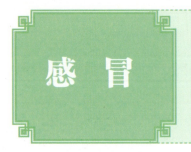

感冒又称上呼吸道感染,简称上感,主要指鼻、鼻咽、咽部炎症,但其并发症可见中耳炎、结膜炎、喉炎、支气管炎、肺炎、心肌炎、败血症等,故应早期诊断,及时治疗。中医认为感冒多因感受外邪(风、寒、热、暑、湿、燥、时行疫毒等)所致,常伴夹痰、夹滞、夹惊等兼夹证,本节主要介绍风寒感冒及风热感冒。

◎风寒感冒

【病因】因天气骤变或调护失宜而感受风寒,风寒外束,肺卫受邪所致。

【主症】发热轻,恶寒重,蜷卧怕冷,喜人怀抱,无汗,头痛,鼻塞,喷嚏,流清涕,咽痒,咳嗽痰白清稀或有泡沫,口不渴,舌淡,苔薄白,面带新滞色,脉浮紧。

【治则】疏风解表,发散风寒。

【取穴】主穴:揉小天心300次,揉一窝风300次,补肾经500次,清板门500次,分阴阳100次。

配穴:清肺经300次,清天河水100次。

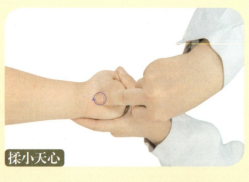

揉小天心

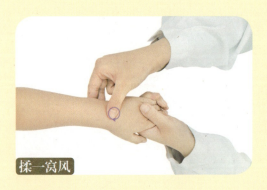

揉一窝风

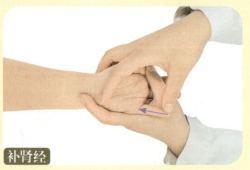

补肾经

第四章　小儿常见病症的推拿治疗

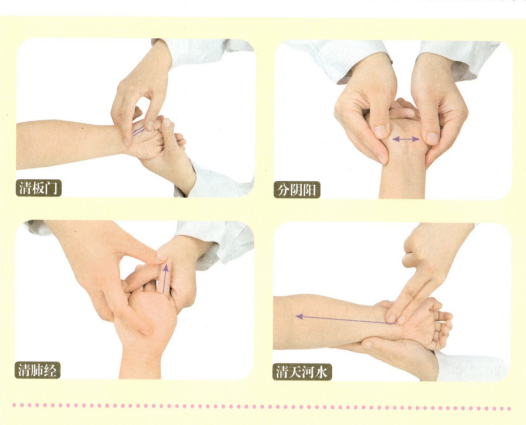

【随症加减】①畏寒怕冷，四肢凉者加补脾经300次、推三关200次、揉膊阳池100次。

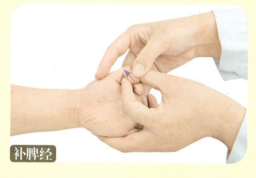

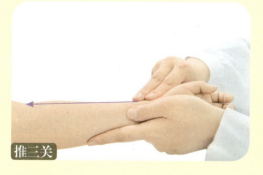

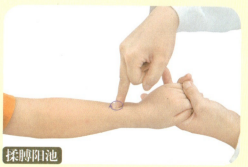

【随症加减】②无汗者多揉一窝风或加揉二扇门200次、拿风池3次。

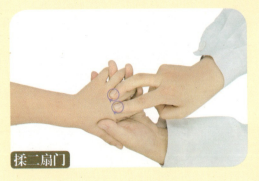
揉二扇门

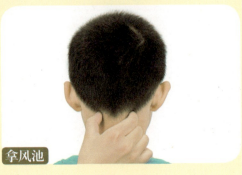
拿风池

【随症加减】③鼻塞、流涕者加黄蜂入洞20次、揉迎香20次、擦鼻旁20次。

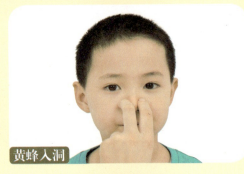
黄蜂入洞

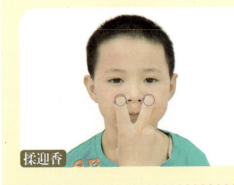
揉迎香

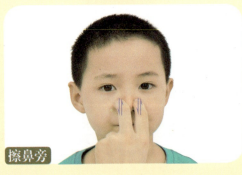
擦鼻旁

【随症加减】④头痛或汗出不畅者加拿列缺3次、四大手法（开天门30次，分推坎宫30次，运太阳30次，揉耳后高骨30次）。

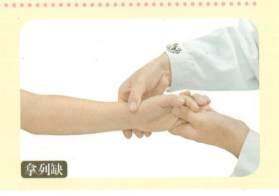
拿列缺

第四章 小儿常见病症的推拿治疗

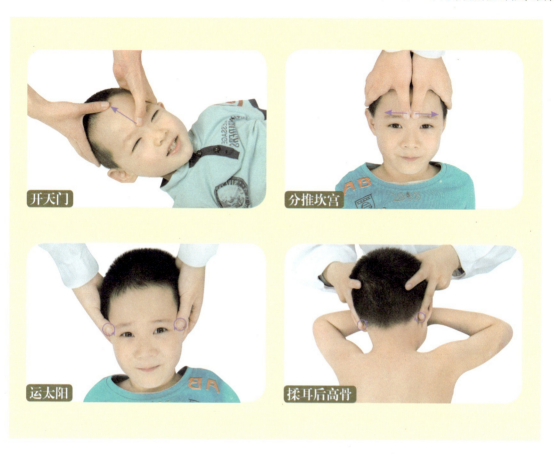

开天门　　分推坎宫

运太阳　　揉耳后高骨

◎ 风热感冒

【病因】感受风热之邪或寒从热化而来，风夹热邪侵犯人体，邪在卫表，营卫失和，正邪交争，故发热不恶寒或微恶风寒。

【主症】发热重，恶风，有汗或少汗，头痛，鼻塞，喷嚏，流脓涕，咽红肿疼痛，咳嗽痰黄而黏稠，口干而渴，舌红，苔薄白或薄黄，面带新滞色，脉浮数。

【治则】疏风清热，宣肺解表。

【取穴】主穴：揉小天心 300 次，揉一窝风 300 次，补肾经 500 次，清板门 500 次，分阴阳 100 次。

配穴：大清天河水 100 次，清肺经 300 次，退六腑 300 次。

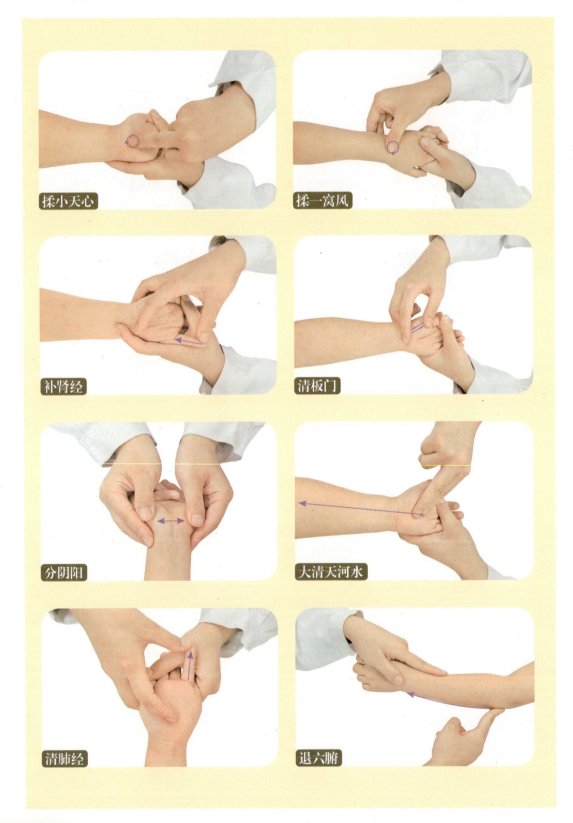

【随症加减】①头痛者加揉膊阳池100次、四大手法(开天门30次,分推坎宫30次,运太阳30次,揉耳后高骨30次)。

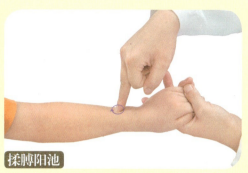
揉膊阳池

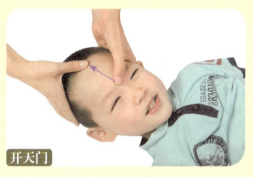
开天门

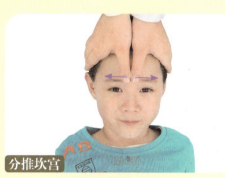
分推坎宫

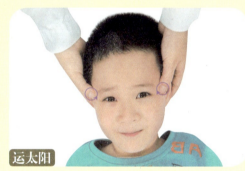
运太阳

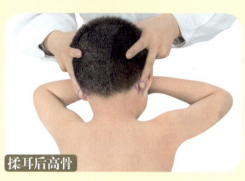
揉耳后高骨

【随症加减】②鼻塞者加黄蜂入洞20次、揉迎香20次。

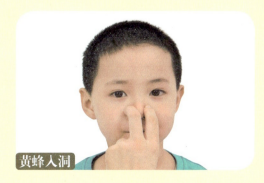
黄蜂入洞

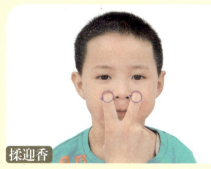
揉迎香

【随症加减】③咽痛者加掐少商 5 次、掐合谷 10 次。

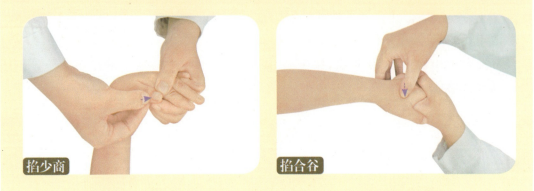

掐少商　　　掐合谷

【临床体会】

在感冒的诊断方面,本流派除用常规的诊断依据外,常常应用望诊判断病儿是否患有感冒以及病情的轻重深浅,如果面部带有滞色,即面部晦暗凝滞没有光泽,我们就认为病儿表证未解。在临床上我们通过观察面部滞色的轻重,来确定治则。通常滞色有新陈之分,如见新滞色,即用解表穴,如揉小天心、揉一窝风;如见陈滞色,单用解表穴不易奏效,为提高疗效,则要先滋阴,后解表,这样才更有利于解表,如先用补肾经、清板门,后用揉小天心、揉一窝风,一般只需 1~3 分钟即可解表。

在感冒的治疗方面,本流派的取穴配方具有君臣佐使的特点。我们常用的疏风解表的穴位是小天心穴配一窝风穴,用后数分钟患儿会微微汗出,状如牛毛细雨。如果推后患儿手心出汗了,则要停用一窝风,若无汗者揉一窝风的时间可以长一些,或加揉二扇门、拿风池。二扇门透汗时多见珠形汗,如操作时间稍长(3~4 分钟),多致大汗淋漓。对于体质虚弱的患儿,不要过于发表。故二扇门穴在应用时应有选择性,一般常用于实热证及体壮的小儿,对于虚证及体弱者最好用一窝风较安全。体虚患儿须用二扇门时,必须先固表(补脾经、补肾经、揉肾顶),然后再用汗法。汗出后,注意避风。

如果单用解表发汗的穴位容易汗出后复热,因此本流派治疗感冒时注重使用养阴、清热,并佐以和解之法。我们使用较多的是补肾经穴配清板门穴以滋阴清热,佐以少量的分阴阳穴以平衡阴阳、调和脏腑功能。在出现兼夹证时,我们选用止咳化痰、消食导滞、镇惊安神的相应穴位以标本兼顾,急则治其标。

治疗感冒的手法多取泻法的作用,要求手法的用力要重,速度要快,时间要短。周岁的小儿一般每次 15~20 分钟。

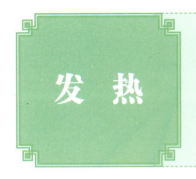

发热是临床常见症状之一,其因复杂,这里主要介绍推拿治疗效果明显的外感发热及内伤发热,外感发热一般是对感冒而言,分外感风寒发热、外感风热发热,治疗方法参见感冒的治疗;内伤发热主要指食积发热和阴虚发热。手法治疗发热以功能性疾病效果好,如单纯感冒、受惊吓引起的发热。对器质性病变如肺炎、脑炎等,虽有退热作用,但只能作为辅助治疗。

◎食积发热

【病因】小儿脾胃虚弱,饮食无度,乳食停滞,久而化热。

【主症】发热以夜间为甚,腹壁灼热,夜眠不安,困倦无力,不思饮食,嗳腐吞酸,或伴呕吐,泄泻,腹胀拒按,便秘或泻下酸臭,完谷不化,苔白腻或黄腻,脉沉滑而数。面微黄,鼻准、鼻翼色暗无泽,鼻翼部色黄白而硬,山根青筋横截。

【治则】消食导滞,清热。

【取穴】主穴:清补脾经500次,清板门500次,逆运内八卦300次,清四横纹200次,清大肠300次。

配穴:清肺经300次,退六腑300次,清天河水200次。

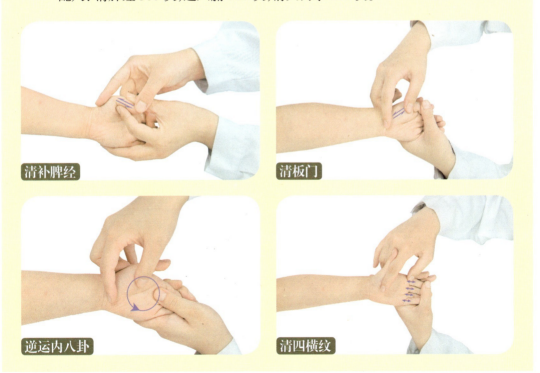

清补脾经　　清板门　　逆运内八卦　　清四横纹

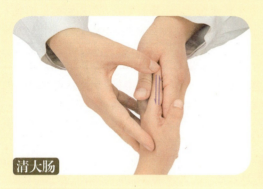
清大肠

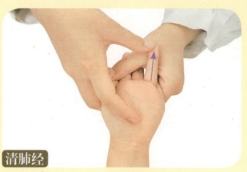
清肺经

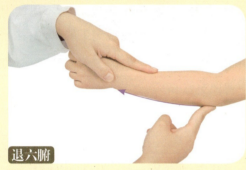
退六腑

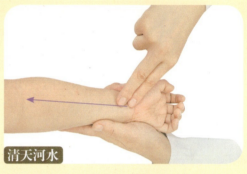
清天河水

【随症加减】①呕吐者加推天柱骨200次。

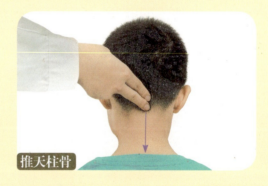
推天柱骨

【随症加减】②便秘者加推下七节骨200次。

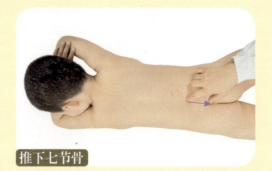
推下七节骨

【随症加减】③腹胀痛者加点神阙50次、摩腹200次、揉天枢50次、拿肚角3次。

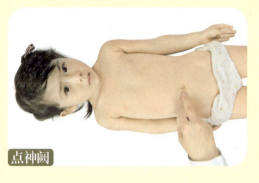
点神阙

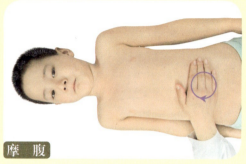
摩 腹

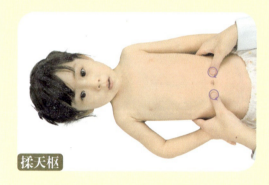
揉天枢

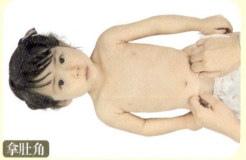
拿肚角

【随症加减】④夜眠不安者加揉小天心200次、分阴阳200次。

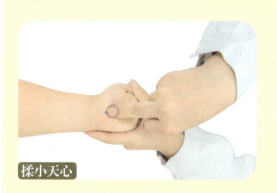
揉小天心

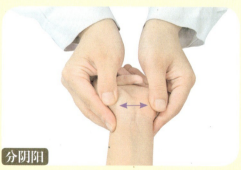
分阴阳

◎阴虚发热

【病因】先天不足或热病久病不愈,或滥用温燥药物而致阴液亏损,不能制阳,虚阳外越,虚火内生而发热。

【主症】五心烦热,午后低热,两颧潮红,心烦易怒,不喜衣被,睡眠少,盗汗,纳差,体瘦,年长儿有目眩耳鸣、腰酸、四肢无力。舌红苔少或无苔,脉细数。

【治则】滋阴清热。

【取穴】主穴:补肾经500次,清板门500次,揉小天心300次,分阴阳200次,清天河水200次。

配穴:揉二马300次,逆运内八卦300次,清四横纹200次,清补脾经300次。

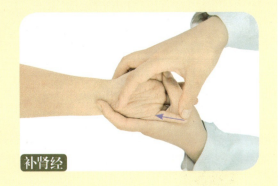
补肾经

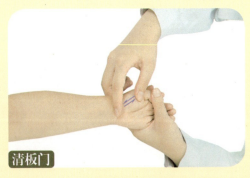
清板门

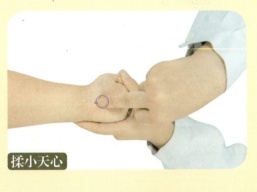
揉小天心

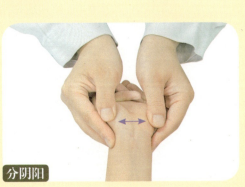
分阴阳

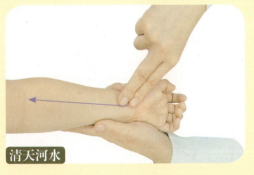
清天河水

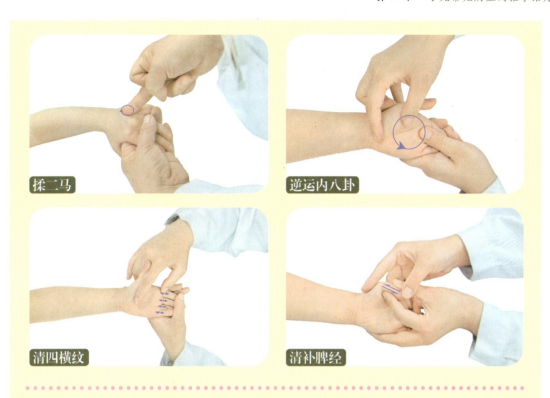

【随症加减】热退后清补脾经改为补脾经300次。烦热较重者加揉涌泉20次或水底捞明月20次。盗汗者加揉肾顶200次。

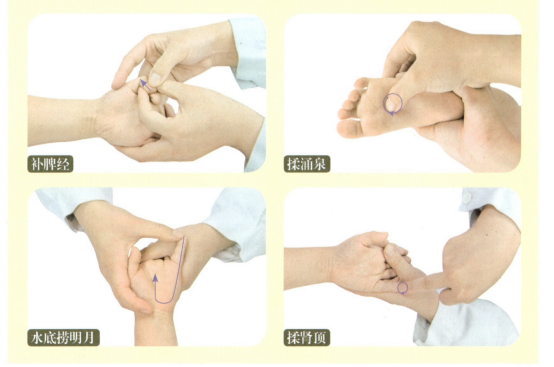

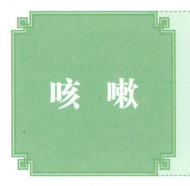

咳嗽是儿科最为常见的肺系症候之一，在感冒、肺炎、百日咳等多种疾病中均可出现咳嗽症状，本节主要讨论以咳嗽为主症的支气管炎。一般急性支气管炎多属外感咳嗽，慢性支气管炎多属内伤咳嗽。在药物治疗基础上配合推拿治疗有助于消除咳嗽症状，缩短病程。手法治疗以外感、内伤所致的咳嗽效果为佳，炎症引起的咳嗽在药物治疗的基础上加用手法协助治疗效果更佳。

◎ 外感咳嗽

【病因】多因风寒、风热或风燥等外邪侵袭，肺失宣肃，肺气上逆所致。

【主症】咳嗽，单咳或阵咳，鼻塞、流涕等。风寒咳嗽则喉痒声重，痰稀或为白沫，恶寒重，发热轻，无汗，苔薄白，脉浮紧；风热咳嗽则咳嗽不爽，痰黏稠而黄，不易咳出，发热有汗，口渴咽痛，苔薄黄，脉浮紧。

【治则】疏风解表，宣肺止咳。

【取穴】主穴：揉小天心300次，揉一窝风300次，补肾经500次，清板门500次，分阴阳100次。

配穴：平肝清肺400次，逆运内八卦300次，揉小横纹300次，清天河水100次。

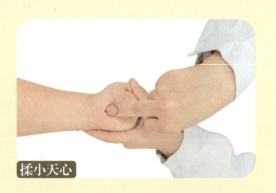
揉小天心

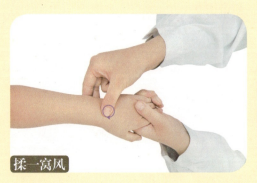
揉一窝风

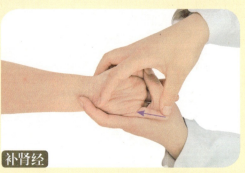
补肾经

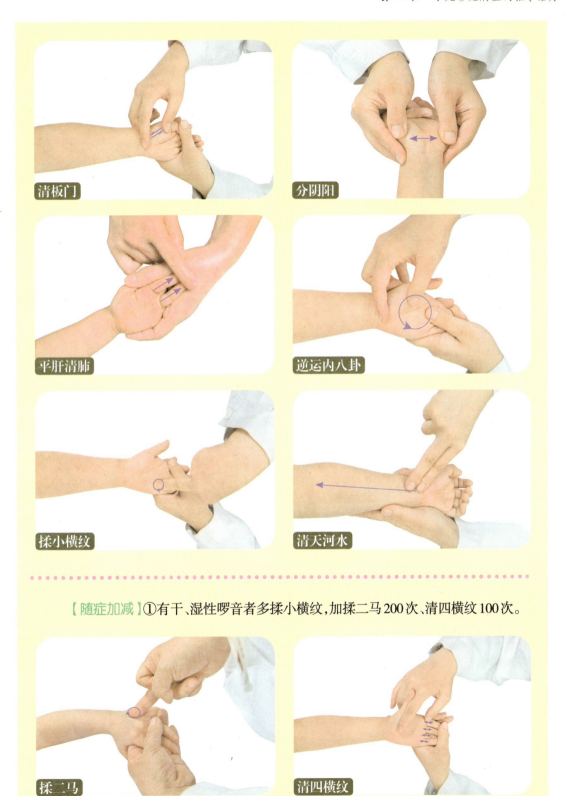

【随症加减】①有干、湿性啰音者多揉小横纹,加揉二马200次、清四横纹100次。

【随症加减】②咳重痰多者加揉天突30次、揉膻中50次、揉乳根30次、揉乳旁30次、揉肺俞100次,横擦背部。

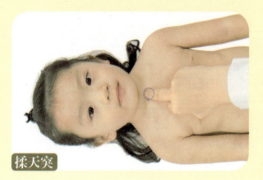
揉天突

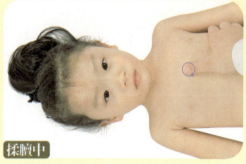
揉膻中

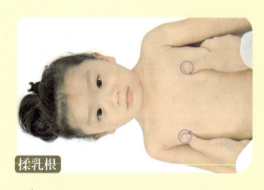
揉乳根

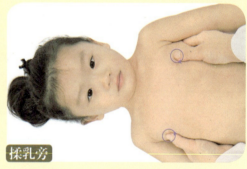
揉乳旁

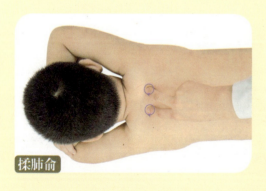
揉肺俞

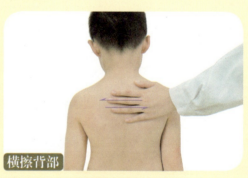
横擦背部

【随症加减】③鼻塞流涕者加黄蜂入洞30次、揉迎香20次。

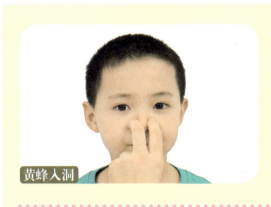
黄蜂入洞

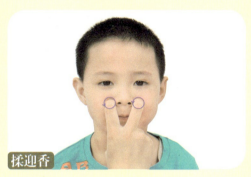
揉迎香

【随症加减】④无汗者加开天门30次、分推坎宫30次、运太阳30次、揉耳后高骨30次、拿风池3次、拿合谷5次。

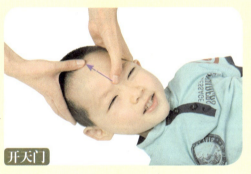
开天门

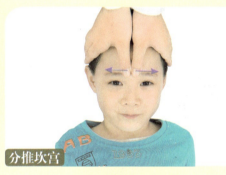
分推坎宫

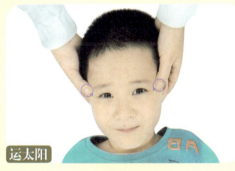
运太阳

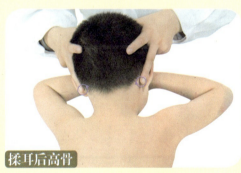
揉耳后高骨

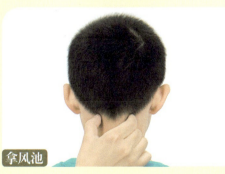
拿风池

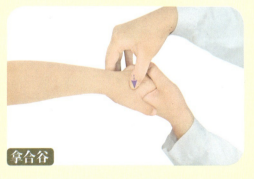
拿合谷

【随症加减】⑤发热者加退六腑100次、掐曲池3次、推脊50次、挤捏大椎至皮肤紫红为度。

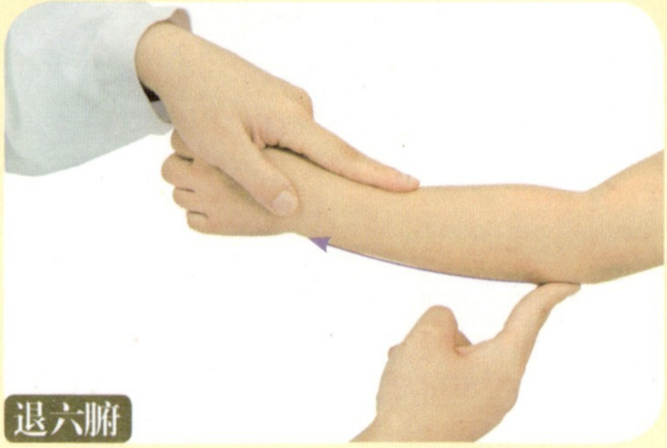

退六腑

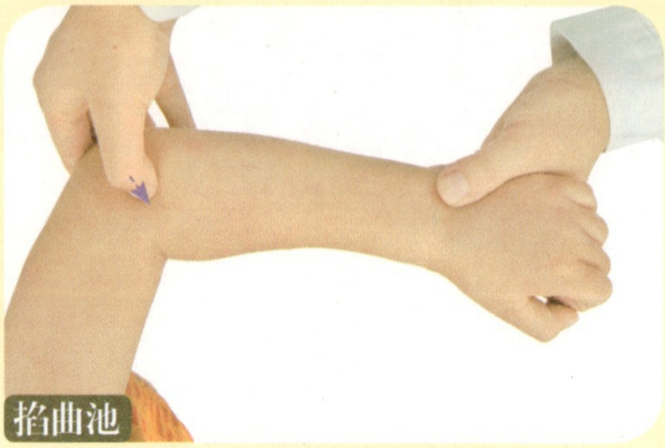

掐曲池

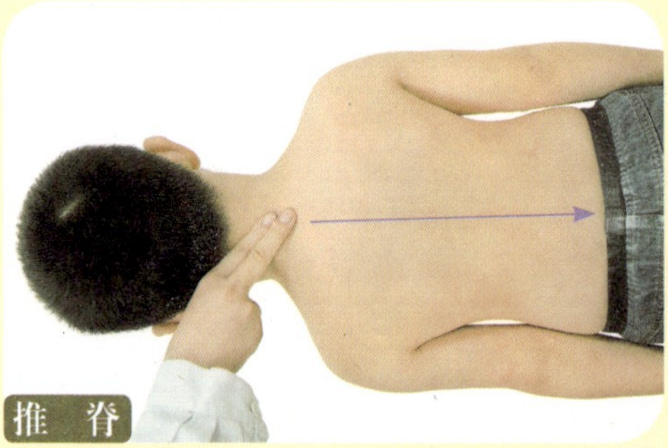

推　脊

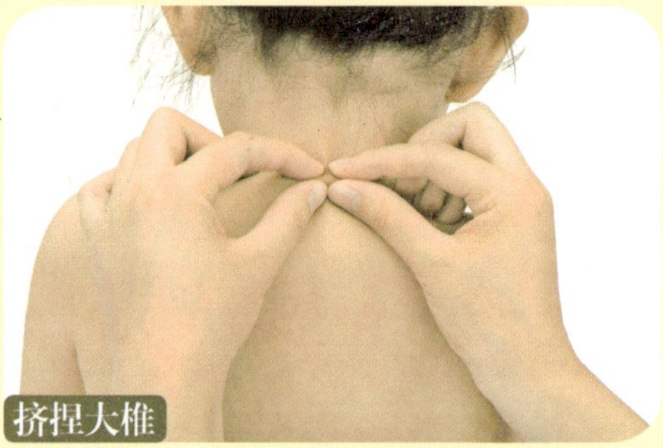

挤捏大椎

◎内伤咳嗽

【病因】多因久病体虚,耗伤阴液,肺失清润,或饮食不当,损伤脾胃,脾失健运,痰湿内生,上逆于肺,阻碍气机,肺失宣降所致。

【主症】体虚久咳。阴虚咳嗽则干咳少痰,午后夜间咳甚,咽喉燥痒,五心烦热,盗汗低热,舌红少津等;脾肺气虚则咳嗽无力,痰白清稀,胸闷纳呆,少气懒言,自汗,舌淡,苔薄白等;痰湿咳嗽则咳嗽痰多,色白清稀,胸闷纳呆,苔白厚或腻等;痰热咳嗽痰多色黄难咳,气息粗促,喉中痰鸣,或伴发热口渴,小便短赤,大便干结等。

【治则】宣肺止咳化痰,调理脾肺。

【取穴】主穴：补脾经300次，揉一窝风300次，补肾经500次，清板门500次，平肝清肺400次。

配穴：逆运内八卦300次，清四横纹200次，揉二马200次，清天河水100次。

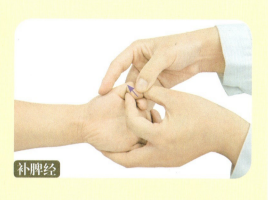
补脾经

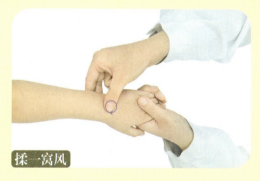
揉一窝风

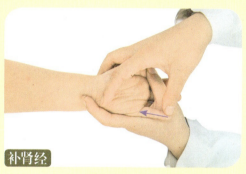
补肾经

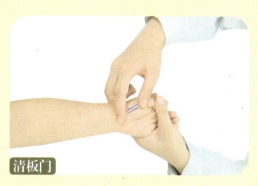
清板门

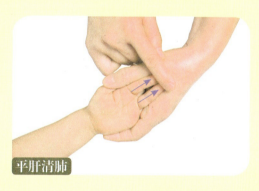
平肝清肺

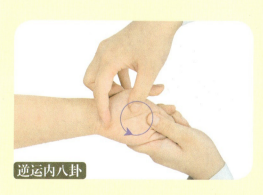
逆运内八卦

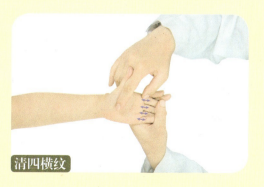
清四横纹

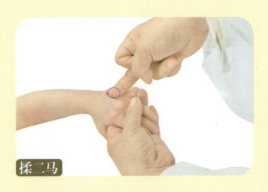
揉二马

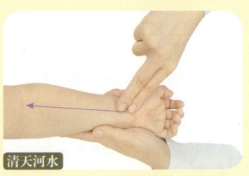
清天河水

【随症加减】①咳重痰多者加揉天突 30 次、揉膻中 50 次、揉乳根 30 次、揉乳旁 30 次、揉肺俞 100 次、分推肩胛骨 100 次、按弦走搓摩 50 次。

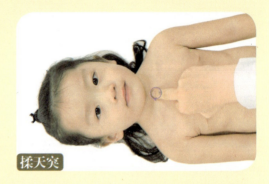
揉天突

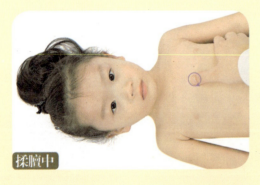
揉膻中

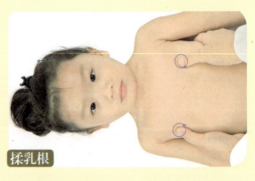
揉乳根

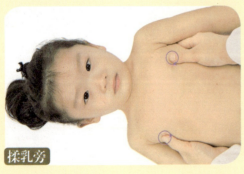
揉乳旁

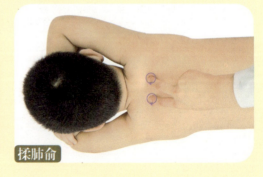
揉肺俞

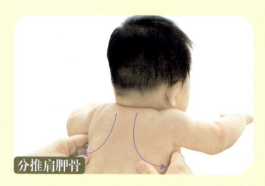
分推肩胛骨

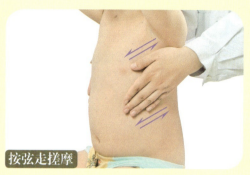
按弦走搓摩

【随症加减】②有干、湿性啰音者加揉小横纹300次、揉二马200次。

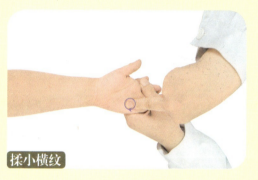
揉小横纹

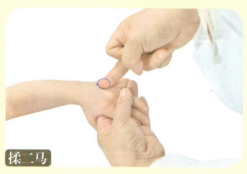
揉二马

【随症加减】③便秘者加退六腑100次,泻大肠200次,揉膊阳池100次。

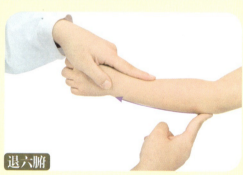
退六腑

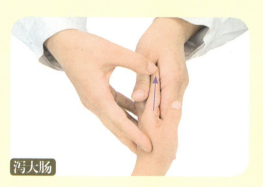
泻大肠

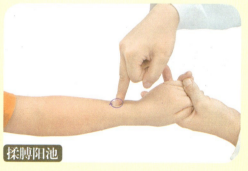
揉膊阳池

【随症加减】④自汗者加揉肾顶200次。

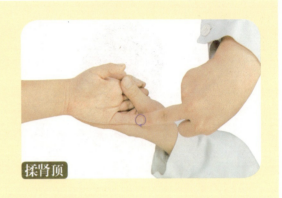
揉肾顶

【随症加减】⑤体虚无力者加捏脊3次,推三关100次,揉脾俞、胃俞、肾俞各30次。

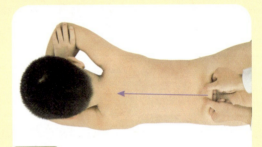
捏　脊

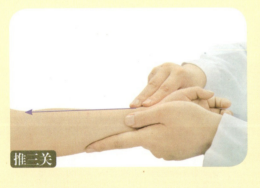
推三关

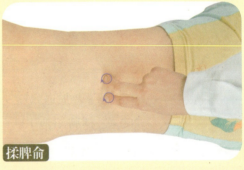
揉脾俞

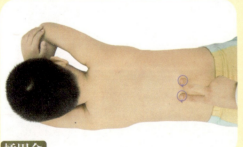
揉胃俞

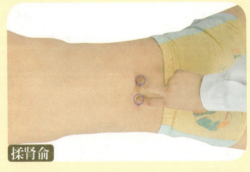
揉肾俞

哮 喘

哮喘是小儿呼吸系统常见病之一。本病包含西医学的支气管哮喘和喘息性支气管炎。前者为支气管黏膜的高反应性炎症,后者多由感染所致。其因错综复杂,多与外感、遗传、体质、饮食、环境、气候、情志、劳倦、药物等因素有关。中医认为本病是由内因、外因相结合而发病。内因主要为肺脾肾三脏不足,津液代谢障碍,导致痰饮留伏所致;外因多为气候骤变、寒温失调、接触异物、过食生冷咸酸、感受外邪等因素所诱发。

◎发作期
（寒性哮喘）

【病因】风寒束表,内闭于肺,寒痰阻塞气道,肺气上逆而喘。

【主症】初起多有鼻流清涕,咳嗽咽痒,继之哮喘发作,喉间哮鸣,气急喘促,痰清稀色白多沫,形寒肢冷,形体消瘦,无汗,口不渴或渴喜热饮,溲清便溏,面色晦滞带青,舌淡苔白,脉浮紧。

【治则】止哮平喘,温肺散寒。

【取穴】主穴：揉小天心 300 次,揉小横纹 300 次,平肝清肺 400 次,逆运内八卦 300 次,补脾经 500 次。

配穴：揉一窝风 300 次,揉外劳宫 200 次,清四横纹 200 次,揉二马 200 次。

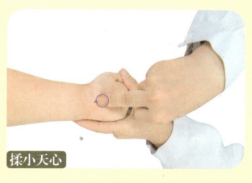

揉小天心

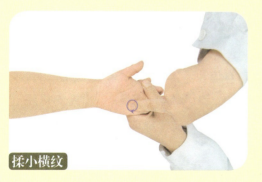

揉小横纹

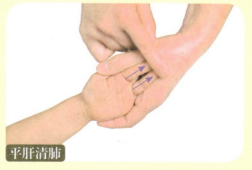

平肝清肺

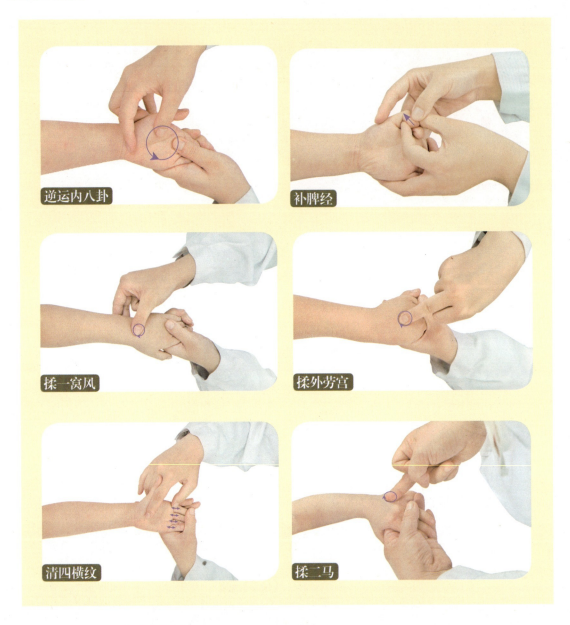

◎ **发作期**
（热性哮喘）

【病因】素体阳虚，或因六淫化火，或因肥甘积滞，热自内生，痰热交阻，壅塞于肺，肃降失司。

【主症】起病之初，频咳咽红，鼻流浊涕，哮喘发作较急，咳喘痰鸣，胸高息涌，呼气延长，痰稠色黄，胸中烦热，烦躁不安，或发热汗出，渴喜冷饮，乳食减少，小便黄赤，大便干燥或秘结，面赤舌红苔黄，脉滑数。

【治则】清热泻肺，化痰平喘。

【取穴】主穴：揉小天心300次，揉小横纹300次，平肝清肺400次，退六腑300次，清大肠300次。

配穴：逆运内八卦300次，清四横纹200次，补肾经500次，揉二马200次，清天河水100次。

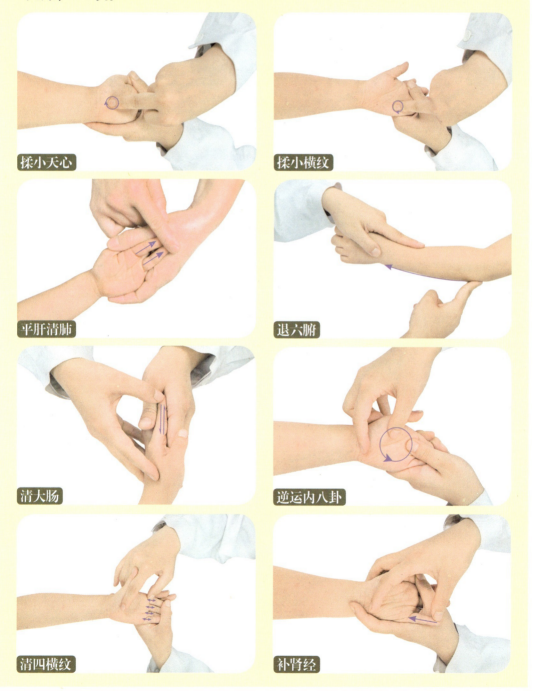

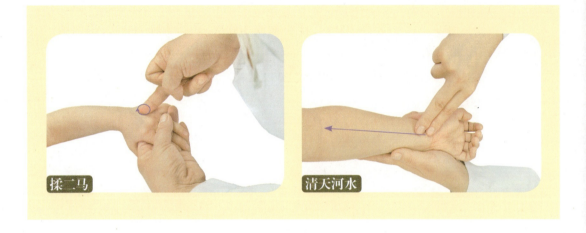

◎ 缓解期

【病因】哮喘发作缓解,但肺脾肾三脏亏虚。肺虚则卫表不固,易为邪侵;脾虚则化源不足,健运无权,脾湿不运,反为痰浊上泛;肾亏则元气不能秘藏。

【主症】肺气虚弱:面色㿠白,气短声低,倦怠乏力,自汗怕冷,易于感冒;脾气虚弱:咳嗽痰多,食少便溏,面黄肌瘦体倦;肾虚不纳:面色淡白,动则气促,形寒怯冷,下肢欠温,脚软无力,小便清长,夜间遗尿。

【治则】扶正固本,益气固表,宣肺健脾补肾。

【取穴】主穴:补脾经500次,推三关300次,清肺经400次,补肾经500次,揉二马200次。

配穴:清板门500次,逆运内八卦300次,清四横纹200次。

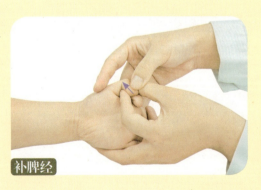

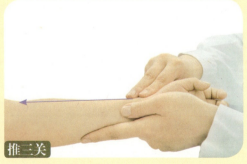

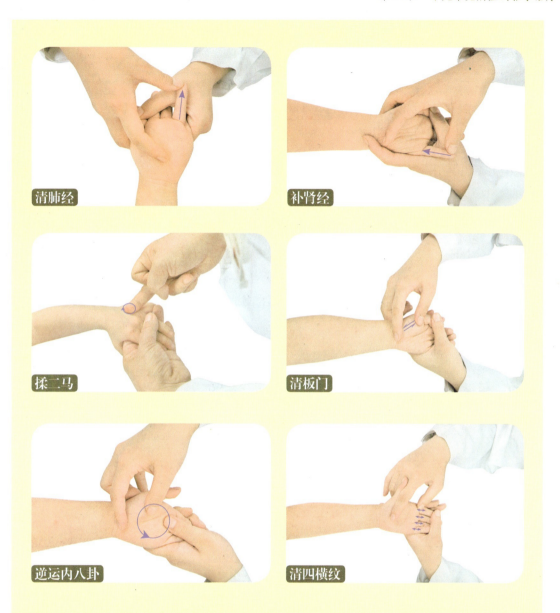

【临床体会】

手法治疗哮喘病适合于缓解期,有助于恢复和提高抗病能力,减少发作次数,减轻症状,缩短病程。对控制正在发作的哮喘效果慢,尤其是持续发作性哮喘,一定要中西医结合治疗。缓解期以扶正为主,所取穴位中补脾经、推三关可补虚扶弱,培土生金,清肺经可宣达肺气,补肾经、揉二马可纳气定喘,配合其他穴位,以兴奋五脏六腑,增强机体的抗病能力,从而延缓了发作期。

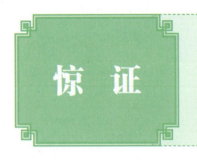

惊 证

惊证是指以夜寐惊惕不安,烦躁不宁,易惊醒,或惊哭惊叫为主症的一种病症。多见于1岁以内的婴儿,推拿治疗惊证确有良效,但应排除其他疾病所致和护理不当等因素后再施术。

◎惊证

【病因】其病因复杂,如外感内伤、惊恐等诸因均可致病,总之小儿神气不足,心气怯弱,易受惊恐而气机逆乱致惊证。

【主症】夜间惊惕不安,易惊醒或惊哭惊叫,哭闹不眠,睡卧不安,四肢抽动,平时烦躁不宁,兼有饮食不增或减少,吐乳,大便色绿,发黄稀成绺、直立,印堂鼻唇沟青,面色青白,或青黄,体重不增或下降,少数患儿伴有摇头、伸舌、弄舌,日久会影响生长发育,甚至转为慢惊风。

【治则】安神镇惊为主,养护并重(查找病因治疗)。

【取穴】主穴:揉小天心500次,分阴阳200次,补肾经500次,揉二马200次,大清天河水200次。

配穴:掐揉五指节、老龙各5~7次。

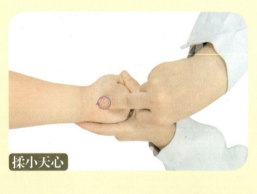
揉小天心

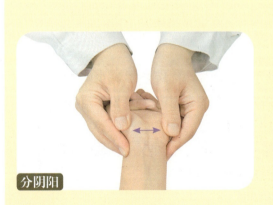
分阴阳

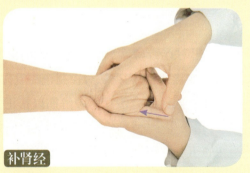
补肾经

第四章 小儿常见病症的推拿治疗

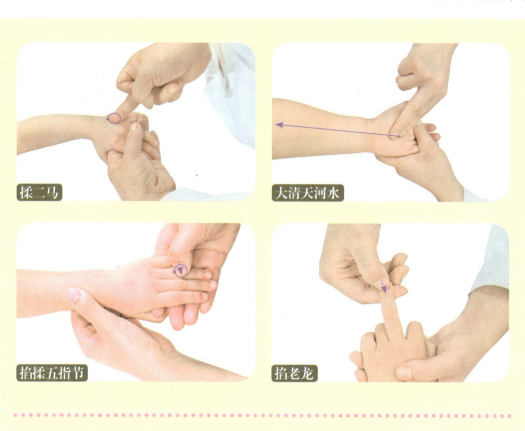

揉二马　　大清天河水

掐揉五指节　　掐老龙

【随症加减】①重症者加揉心俞、肝俞、膈俞各30次。

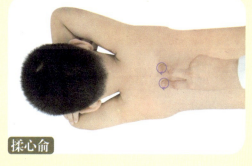

揉心俞

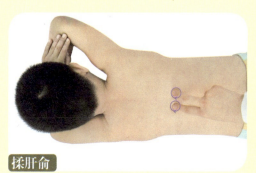

揉肝俞

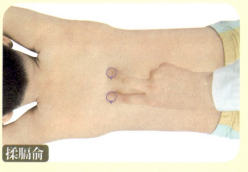

揉膈俞

【随症加减】②呕吐加推天柱骨200次。

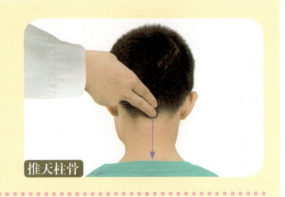

推天柱骨

【随症加减】③不消化加揉外劳宫100次、逆运内八卦100次、清四横纹100次、补脾经300次、揉足三里300次、清大肠200次等。

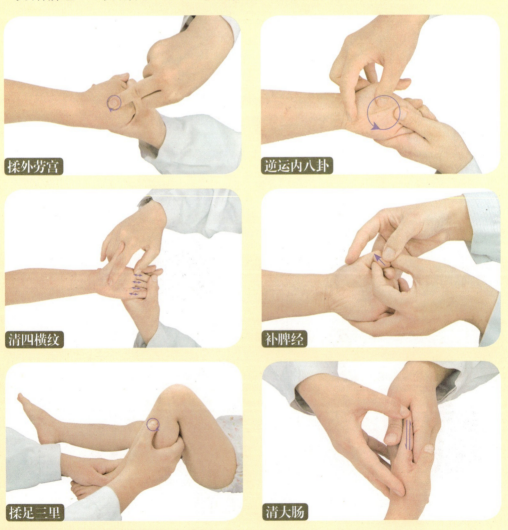

揉外劳宫　　逆运内八卦

清四横纹　　补脾经

揉足三里　　清大肠

【随症加减】④面色青黄者加补脾经300次、推三关100次。

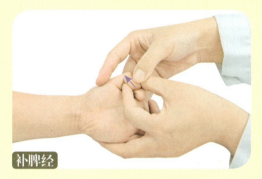
补脾经

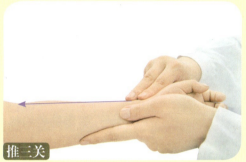
推三关

【临床体会】

惊证多因小儿神智未定,神气怯弱,精神系统发育不健全,易受惊恐、惊吓而致神乱、烦躁不安、哭闹,加之养护失宜,营养不足而致心肝血虚、神志不宁、面色青白或青黄、长时间体重不增或下降等,均属此范畴。这类病人镇惊除烦容易,一般用上述穴位3~5次就会安静,但有心、肝、脾、肺等脏器失养者,需用15天左右或更长时间来根治。可用补脾经、补肾经、揉二马、推三关、清板门、逆运内八卦、清四横纹等穴位恢复机体抗病能力。

喉痹

喉痹古代泛指以咽喉肿痛为主要症状的一类咽喉危重症的总称，现代医学主要指以咽喉肿痛、轻度吞咽不利、声低音哑为特征的急、慢性咽喉炎。喉痹与乳蛾（扁桃体炎）的鉴别点在于有无扁桃体肿大，"凡红肿无形为痹，有形为蛾"。

◎急性喉痹

【病因】多因肺胃积热内蕴，复受外感风热燥火之邪，上蒸咽喉，致气血瘀滞、咽喉肿胀而为病。

【主症】起病较急，咽部疼痛、红而微肿，声音嘶哑，喉声重，呼吸困难，憋气，咳嗽似犬吠声，有喉鸣音，咳嗽痰多稠黏不易咳出，饮食困难，烦躁不安，全身不适或伴有发热、大便偏干，严重时可见面色发绀等。

【治则】首先解决呼吸困难，继而清肺、胃之热。开窍散结，清热解毒，滋阴降火。

【取穴】主穴：揉小天心300次，补肾经500次，清板门500次，掐揉合谷100次。

配穴：清肺经500次，退六腑500次，泻大肠300次，逆运内八卦200次，清天河水100次。

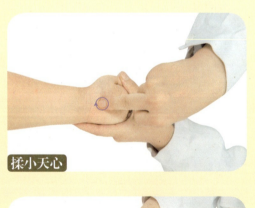
揉小天心

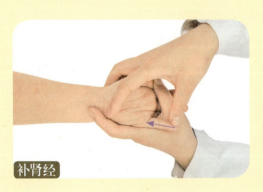
补肾经

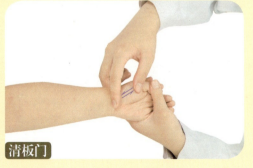
清板门

第四章 小儿常见病症的推拿治疗

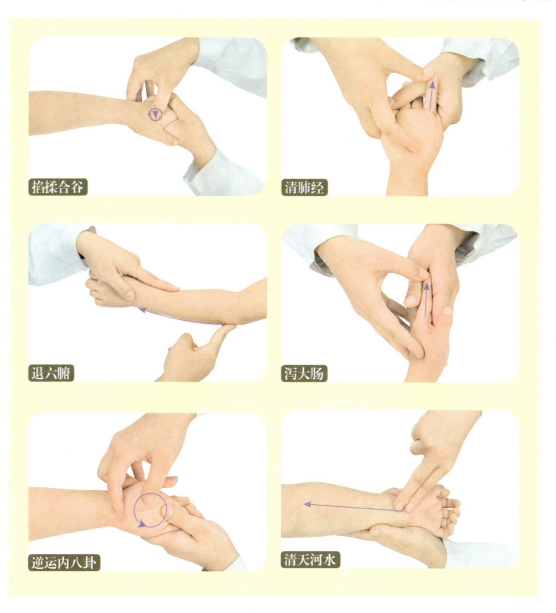

◎慢性喉痹

【病因】多因急性喉痹误治或身体素虚,阴虚肺燥或久病失养,肾阴不足,水不制火,虚火上扰咽部,或由慢性乳蛾引发。

【主症】病程较长,咽两侧红肿,色淡红,或暗红,微痛不剧,口干,咽燥,呛咳无痰,声音嘶哑,其音较低,阴虚肺燥则午后及黄昏症状明显,肾阴不足则晨起时症状较重。无发热,可伴有烦躁不安,食欲下降,面青,陈滞色。

【治则】滋阴清热,清肺润燥,调中益气。

【取穴】主穴：补肾经1500次，揉二马500次，清板门500次，揉小天心300次，清肺经500次，揉合谷100次。

配穴：逆运内八卦200次，清四横纹400次，退六腑500次，清天河水100次。

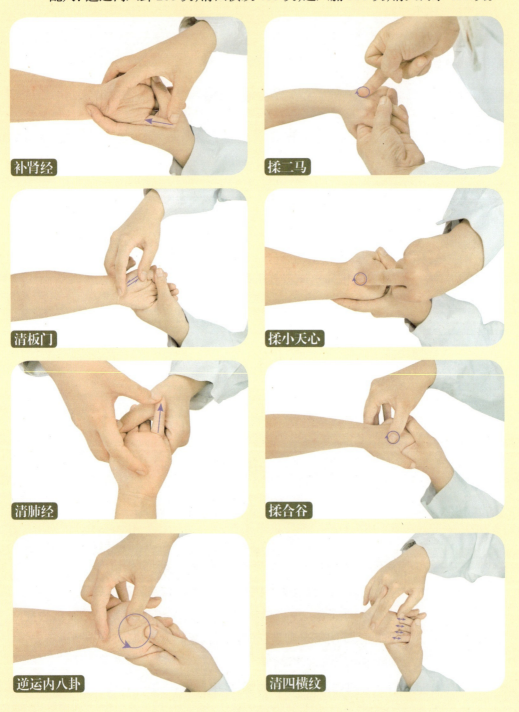

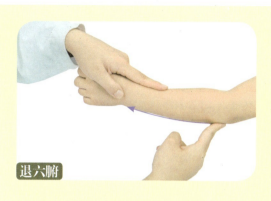
退六腑

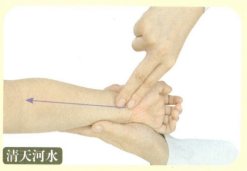
清天河水

【临床体会】

急性喉痹轻症者,经推拿治疗后,症状可见迅速缓解;如病情较重者应及时采取西医治疗或中西医结合综合治疗。发热者应注意退热治疗。尤其注意此病属阴,夜间加重,应有急救准备,一旦发生喉头水肿、呼吸困难、憋气等情况应立即进行抢救。

急性喉痹急救穴:三棱针点刺放血,可选用少商、新建、大椎、委中、十宣,使其微出血。继之捏挤天突、新建、委中,或掐少商穴。

乳 蛾

乳蛾又称扁桃体炎,以扁桃体红肿疼痛、化脓为特征,因其红肿,形状似乳头或蚕蛾,故称乳蛾。本病一年四季均可发病,西医学属于上呼吸道感染范畴,若治疗不当,可导致扁桃体周围脓肿、急性风湿热、心肌炎、关节炎、肾病等并发症。临床将其分为急性乳蛾和慢性乳蛾。推拿可作为本病的辅助治疗。

◎急性乳蛾

【病因】因肺胃积热,复感风火燥热之气,热毒上壅咽喉所致。

【主症】扁桃体红肿疼痛,状如蚕蛾,甚者出现脓点或脓液,高热不退,下午及夜晚发热重,吞咽困难,可伴有呕吐,咳嗽咯痰,大便秘结,小便赤涩等。

【治则】消肿散结,清热凉血。

【取穴】主穴:揉小天心300次,揉一窝风300次,补肾经500次,清板门500次,揉合谷100次。

配穴:清肺经500次,退六腑500次,揉二马300次,大清天河水100次。

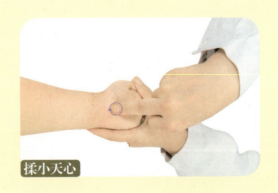
揉小天心

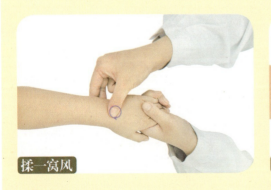
揉一窝风

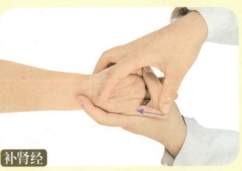
补肾经

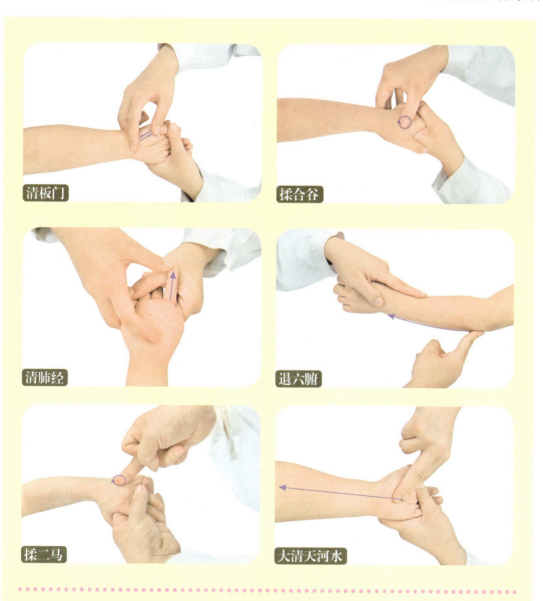

【随症加减】高热不退者,捏挤背部:由大椎穴起向下至第1腰椎处止捏挤1行,左右各挤捏2行,共5行。挤捏时以皮肤紫红色为度。

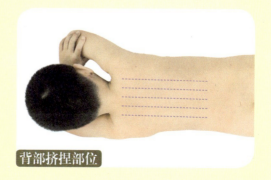

◎慢性乳蛾

【病因】患儿身体素弱,肺肾阴虚,虚火上扰咽部,或因急性乳蛾治疗不当反复发作。

【主症】咽部扁桃体肿大,其色暗红或淡红,或有微咳,咽部干燥,微痛不适,晨起时尤重,不发热,夜睡微有烦躁,睡时打鼾,或见便秘,小便色黄。

【治则】活血通郁散结,滋阴降火。

【取穴】主穴:揉小天心500次,补肾经1500次,清板门500次,揉二马500次,揉合谷100次。

配穴:清肺经500次,补脾经200次,逆运内八卦200次,清四横纹400次,清天河水100次。

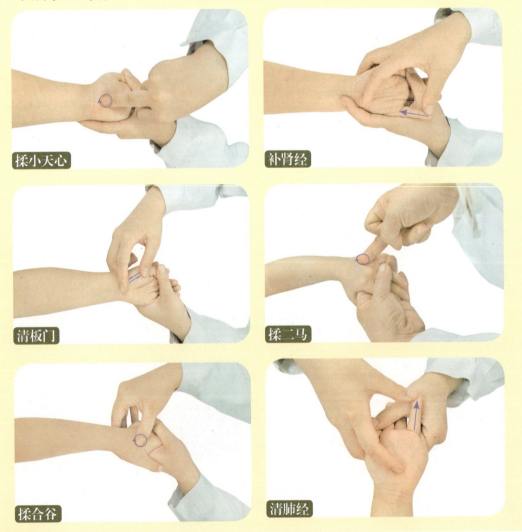

揉小天心　　补肾经

清板门　　揉二马

揉合谷　　清肺经

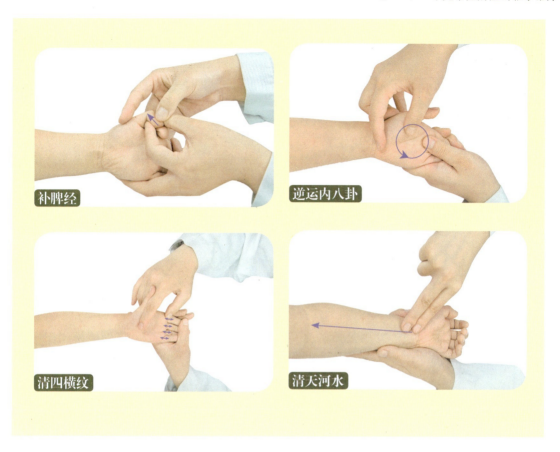

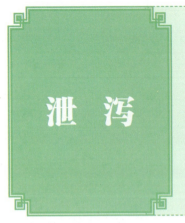

泄泻

小儿泄泻病是以大便次数增多，粪质稀薄，甚至如水样为特点的一种小儿常见病。中医认为泄、泻是从便下之势的缓、急而分，临床因泄、泻字义相近，常相提并论，称为泄泻。西医称之为腹泻，发于婴幼儿者又称婴幼儿腹泻。分为感染性和非感染性腹泻，前者称小儿肠炎，后者称消化不良或单纯性腹泻。一年四季均可发生，以夏秋季较多。重症泄泻若治疗不及时，将危及小儿生命，若泄泻迁延日久，则易导致营养不良，严重影响小儿的生长发育。推拿治疗以小儿非感染性泄泻效果为佳。

◎伤食泻

【病因】由于调护失宜、哺乳不当、饮食失节或过食生冷瓜果或不消化的食物，皆能损伤脾胃，脾胃运化功能失职，胃伤不能消化食物，宿食内停，清浊不分，并走大肠，而致泄泻。

【主症】脘腹胀满，腹痛啼哭，痛则欲泻，泻后痛减，大便酸臭，水谷夹杂，黄白相兼，或臭如败卵，嗳气酸馊，或呕吐，不思饮食，睡卧不宁，苔厚腻或微黄，面青黄，山根青筋横截。脉象滑数。

【治则】消食导积，调中止泻。

【取穴】主穴：清补脾经400次，清板门500次，逆运内八卦300次，清四横纹200次。

配穴：分阴阳200次，泻大肠300次，清天河水200次。

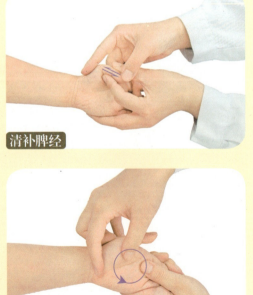

清补脾经

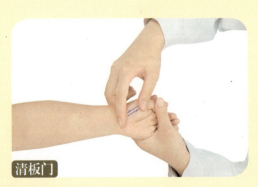

清板门　　逆运内八卦

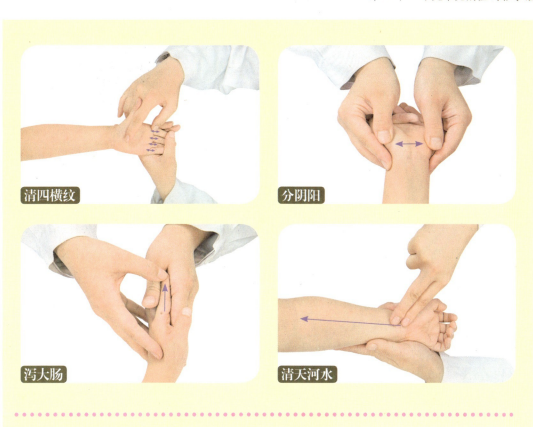

【随症加减】①水泻者加清小肠200次。推拿1~2天后症状改善者清补脾经改为补脾经300次，泻大肠改为清大肠300次。

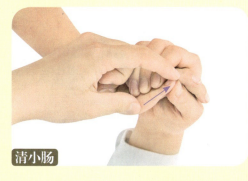

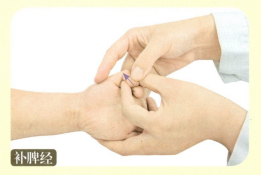

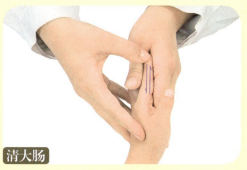

【随症加减】②呕吐者加推天柱骨200次。

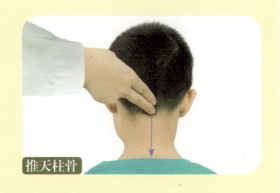
推天柱骨

【临床体会】
　　穴位处方中清补脾经、清板门清脾胃之热，助消化止吐泻；逆运内八卦、清四横纹和中助消化，行气消积，消腹胀、腹痛，引脏腑热外行；分阴阳、清天河水平衡阴阳，调和脏腑，止吐、止泻、利小便，加强疗效；泻大肠清理大肠之热而止泻。
　　伤食泻为泄泻的常见证候，起病前多有伤食史，或外感所致伤食。治疗中应嘱患儿家长需控制饮食，减少食量，或暂停乳食。不能太早给予止泻，以去其宿垢，因此注意脾经和大肠穴的手法补泻，有热或积滞者用清补脾经、泻大肠，症状改善后清补脾经改为补脾经，泻大肠改为清大肠。

◎风寒泻

【病因】小儿脏腑娇嫩，脾胃薄弱，卫外不固，易为外邪所侵。若小儿感受风寒等外邪，恣食生冷瓜果或夜间脐部受凉，寒邪客于胃肠，脾受邪困，运化失职，升降失调，水谷不分，合污而下，则为泄泻。小儿泄泻与时令关系密切，外感风寒、暑湿均可致病。

【主症】泻物清稀色淡黄，多泡沫，臭味不大，肠鸣腹痛，喜按喜暖，常伴鼻塞，微恶风寒，或有发热，唇舌色淡，舌苔薄白或腻，指纹淡红，脉象浮紧。面带滞色。

【治则】疏风散寒，和中止泻。

【取穴】主穴：补脾经500次，揉一窝风300次，逆运内八卦300次，清四横纹200次。
　　配穴：揉外劳宫300次，清大肠300次，清天河水100次。

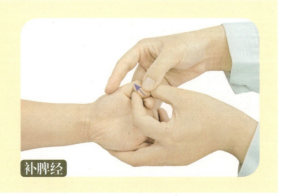
补脾经

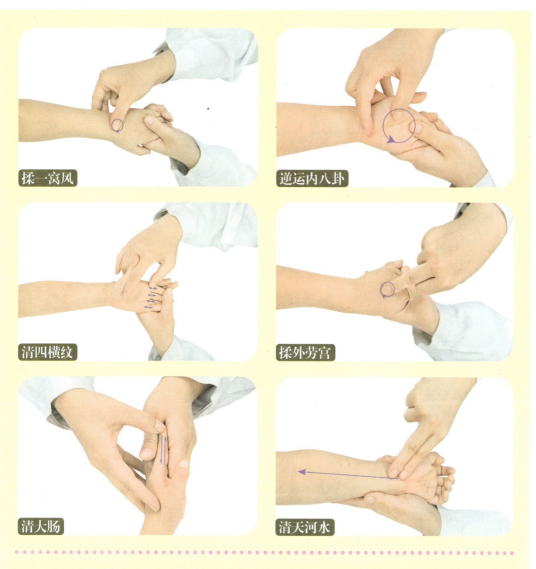

【随症加减】腹痛重者加挤捏神阙（以皮肤轻度瘀血为度），揉天枢50次，拿肚角3次或摩腹揉脐200次。

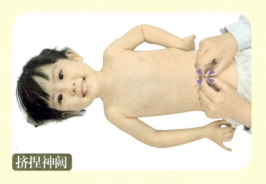

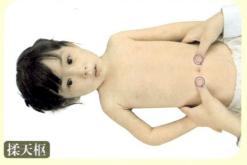

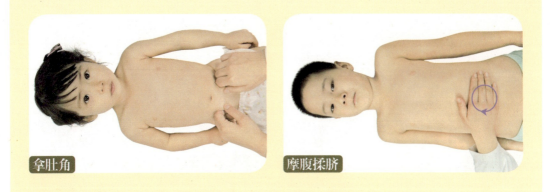

拿肚角　　摩腹揉脐

【临床体会】

穴位处方中补脾经、揉一窝风、逆运内八卦、清四横纹、揉外劳宫温中助消化，止腹痛，消腹胀；清大肠、清天河水固肠涩便，利尿止泻。

风寒泻为泄泻的常见证候，多有感受风寒、饮食生冷史。为提高疗效，推拿时宜辨证论治：

①有感冒症状或风寒证偏于风者，应祛风解表，可加用揉小天心，症状好转后再温中散寒，采用补脾经、揉一窝风、逆运内八卦、揉外劳宫、清大肠等穴，发病第一天用清大肠，而不用补大肠。第二天症状改善后清大肠改为补大肠，其他穴位不变，一窝风、外劳宫多用。清天河水用于此证，是取其利尿作用。

②风寒证偏于寒证者可多用一窝风、外劳宫以温中散寒，偏于湿者多用清脾经、利小肠、清天河水祛湿，用清肺经增强气化功能，清大肠用以止泻。

③风寒证偏于虚证者，则在上述风寒证取穴的基础上多用补脾经，加用补肾经、揉二马，适当少量用三关。

◎湿热泻

【病因】夏秋季节，暑气当令，气候炎热，雨水较多，湿热交蒸，小儿更易感触而发病。

【主症】起病急骤，泻物暴注下迫，日十余次，甚者更多，呈蛋花样或水样便，色黄或褐，气味秽臭，肛门灼热，发热烦躁，口渴喜饮，腹痛阵阵或伴恶心呕吐，食欲减退，甚者精神萎靡，囟门及眼窝下陷，小便黄少，皮肤干瘪，唇干而赤，舌红少津，苔黄腻，指纹紫滞，脉象滑数。

【治则】清热利湿，调中止泻。

【取穴】主穴：揉小天心300次，补肾经500次，清补脾经500次，清板门500次，大清天河水200次，退六腑200次，利小肠500次。

配穴：逆运内八卦300次，清四横纹200次，泻大肠300次。

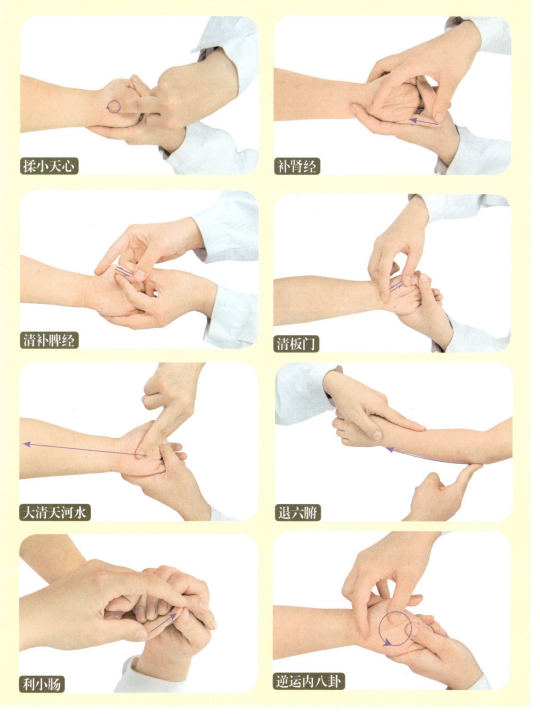

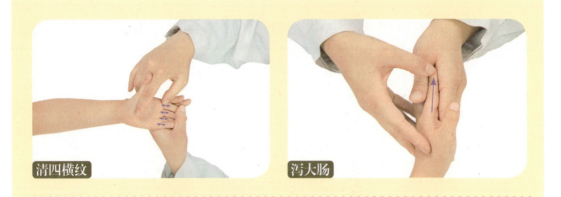

【随症加减】无尿或少尿可加推箕门800次。推拿1~2天后症状改善者泻大肠改为清大肠300次。

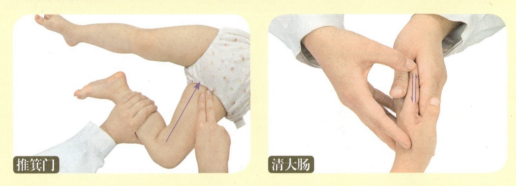

【临床体会】

　　穴位处方中揉小天心、补肾经、清板门、大清天河水、退六腑滋阴清热，退热解暑，解口渴，利小便；利小肠分别清浊，利小便；清补脾经、逆运内八卦、清四横纹、泻大肠和中健脾助消化，清脏腑之湿热；推箕门可渗湿利尿。

　　湿热泻为泄泻的常见证候，是否采用单纯推拿治疗应根据病情轻重、有无脱水、脱水程度及其湿热偏重决定。采用如下具体措施：

　　（1）根据病情的轻重缓急确定治疗方案：

　　①对于症状轻、无脱水的患儿采用上穴单纯推拿治疗。②对于泻下、呕吐重及脱水者宜配合用药，轻度脱水可用口服补液盐，中度以上脱水者应静脉补液，纠正水电解质紊乱，在此基础上配合推拿治疗。

　　（2）根据湿热偏重程度辨证论治：

　　①热重于湿者，应以先祛热为主，不能太早给予单纯盲目止泻。可采用揉小

天心、清肺经、退六腑、利小肠、大清天河水等穴位，发病第一天一般不用大肠穴，或仅用泻大肠。第二天症状改善后泻大肠改为清大肠。如有感冒者采用小天心、一窝风等穴位，补肾经（或揉二马）多用于发热、脱水等津液耗伤者，以滋阴清热。②湿重于热者，以利尿祛湿为主。采用清脾经，佐以利小肠、清天河水祛湿，亦可用清肺经增强气化功能。③对症治疗：伴有积滞者，应先消积导滞，采用四横纹、逆运内八卦、清板门等穴位，消积后再止泻。呕吐重者加推天柱骨。

◎ 脾虚泻

【病因】小儿先天脾胃虚弱或后天喂养失调或药物攻伐过度，导致脾胃受伤、运化无权而泄泻。

【主症】病情迁延，时轻时重，或时发时止，大便稀溏，色淡不臭，夹杂未消化食物，每于食后即泻，多食则便多，食欲不振，神疲倦怠，形体消瘦，睡时露睛，面色萎黄，舌质淡，苔薄白，指纹淡，脉缓弱。

【治则】健脾益气，助运化湿。

【取穴】主穴：补脾经 500 次，清板门 500 次，揉一窝风 300 次，揉外劳宫 300 次，补大肠 400 次。

配穴：逆运内八卦 300 次，清四横纹 200 次，补肾经 500 次，揉二马 200 次，推三关 300 次或掐揉足三里 10 次。

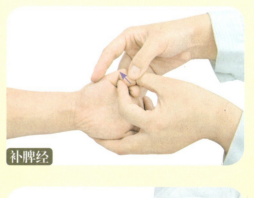

补脾经

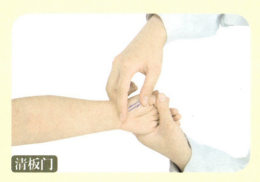

清板门

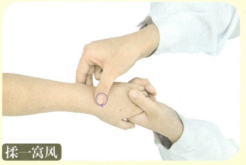

揉一窝风

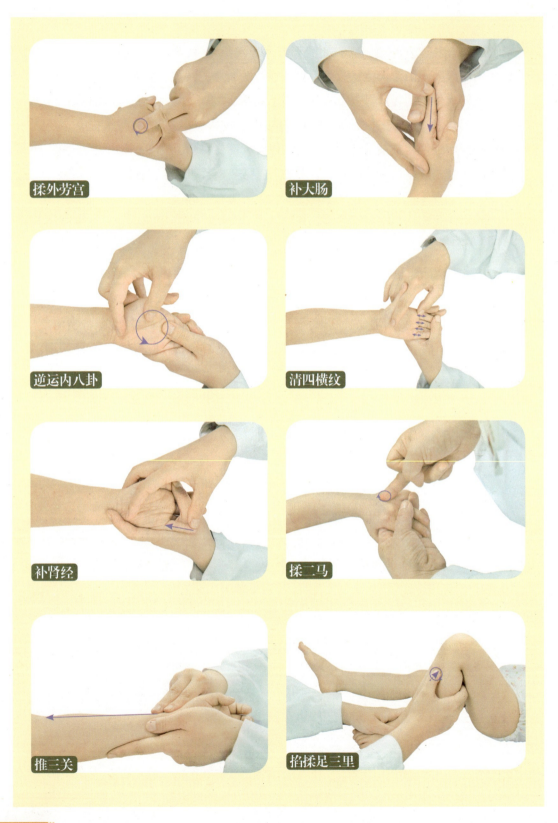

【随症加减】纳呆者,逆运内八卦改顺运内八卦300次。病人症状好转可改为捏脊疗法以巩固治疗,每日1次,14天为一个疗程。视病情轻重,可连续治疗2~3个疗程。

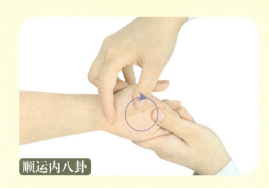
顺运内八卦

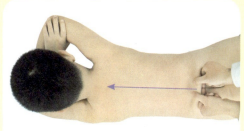
捏　脊

【临床体会】
穴位处方中补脾经、揉一窝风、掐揉足三里健脾温中治本脏,止泄泻;补肾经、揉二马滋阴清热,温下元,补脾阳,止泻。清板门、逆运内八卦、清四横纹、揉外劳宫、补大肠清热凉膈,行气散结,温下元,改变大便性质,固肠涩便,止痛止泻,治食后作泻及增进饮食;推三关培补元气,助气和血,恢复体力,改变面黄。

脾虚泻为泄泻的常见证候,病程较长,初起之湿热、风寒证象已解,脾虚证象显露。我们采用多补脾经以健脾益气,助运化湿;推三关以补虚扶弱;按揉足三里以补气血津液之不足;以此达到扶正祛邪的目的。

◎肾虚泻

【病因】肾阳虚不能温煦脾阳,致脾胃运化失职致泻。

【主症】久泻不止,缠绵难愈,五更作泻,泻物稀溏、色绿、质黏,泻后即安,下腹畏寒,四肢厥冷,面青或面白无华,舌质淡,苔薄白,指纹淡,脉细弱。

【治则】补肾益脾,温阳止泻。

【取穴】主穴：补肾经800次，揉二马300次，补脾经500次，清板门300次，揉外劳宫400次，补大肠300次。

配穴：逆运内八卦300次，清四横纹200次，清天河水100次。

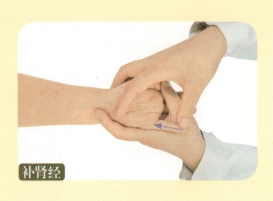
补肾经

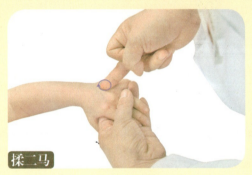
揉二马

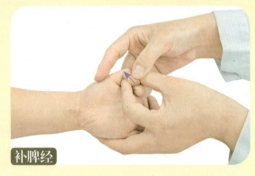
补脾经

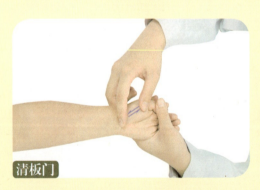
清板门

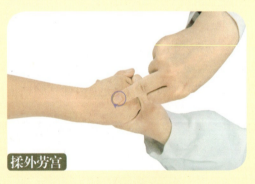
揉外劳宫

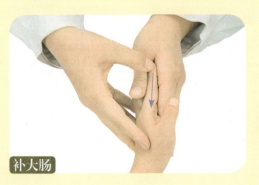
补大肠

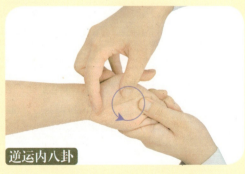
逆运内八卦

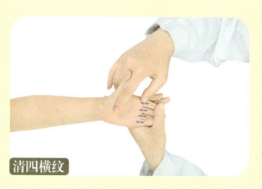
清四横纹

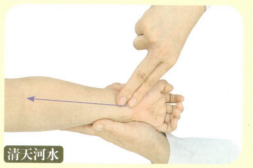
清天河水

【临床体会】

穴位处方中补肾经、揉二马大滋肾阴,温肾阳,加强脾的功能,治五更泻及面青;补脾经、清板门调节脾胃功能,助消化,止腹泻;揉外劳宫、补大肠温中散寒,固肠涩便;逆运内八卦、清四横纹、清天河水调中行气,助消化,止腹痛腹胀,利尿止泻。

肾虚泻为泄泻的常见证候,多由脾胃气虚泻发展而来,其虚寒证象更为显著。我们采取多用补肾经、揉二马(或揉涌泉)、补脾经,以温补脾肾。如五更泻首选补肾经且多用,一般用一次症状即可缓解。

◎惊泻

【病因】小儿神气未充,脾胃虚弱,突闻声响或见异物惊吓致气机逆乱、升降失调而泄泻。

【主症】惊惕不安,肢体抽动,阵发性哭闹,大便绿色、有黏液,量少而频,惊惧则泻剧,睡中惊惕,面青以印堂为著,舌质淡,苔薄白,指纹青,脉弦细。

【治则】镇惊安神,调中止泻。

【取穴】主穴:揉小天心500次,分阴阳200次,补肾经500次,揉二马300次,大清天河水200次。

配穴:逆运内八卦300次,揉外劳宫300次,清大肠300次。掐揉五指节、掐老龙各5~7次。

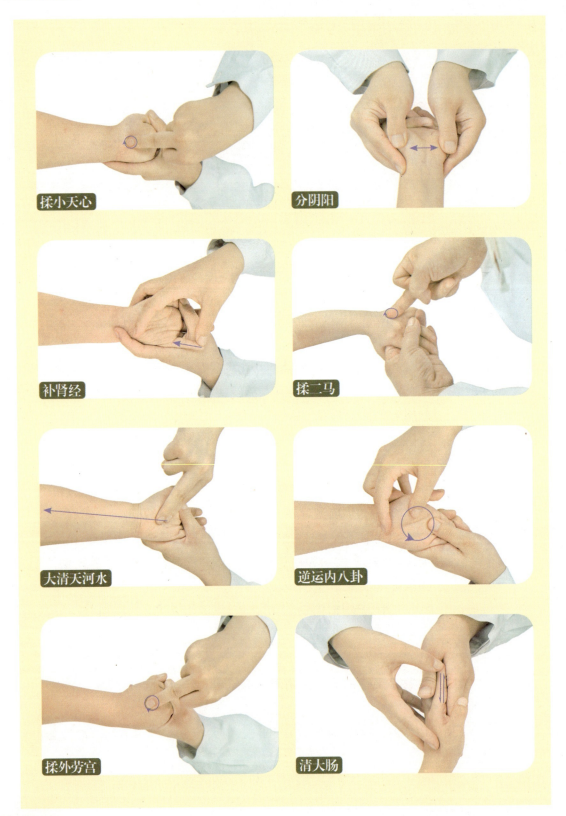

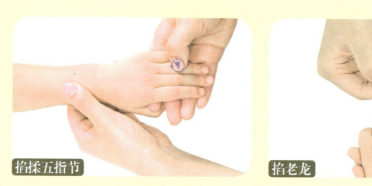
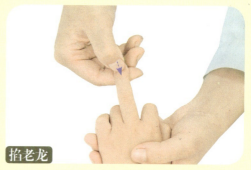

掐揉五指节　　掐老龙

【随症加减】惊证重者或效果不佳者可加揉心俞、肝俞各100次。

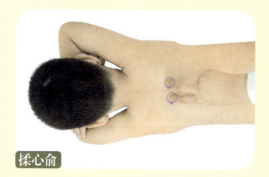
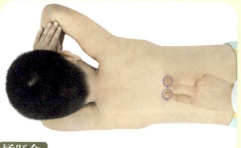

揉心俞　　揉肝俞

【临床体会】

穴位处方中揉小天心、分阴阳、补肾经、揉二马、掐揉五指节、掐老龙、大清天河水镇惊安神；逆运内八卦、揉外劳宫、清大肠调中行气，温中散寒，固肠涩便。

惊泻为泄泻的常见证候，多由脾胃气虚泻发展而来，其惊证多由外因惊恐所致，常伴有佝偻病的症状。我们采取以镇惊为主的推拿治疗，同时可用药物治疗佝偻病。

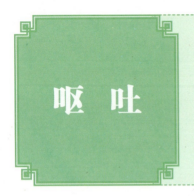

呕 吐

呕吐是指食物经口喷出,有声有物谓之呕,有物无声谓之吐,临床常合称呕吐。本病是小儿时期常见症状之一,多种原因均可诱发,本节主要讨论脾胃功能失调所致的呕吐,多因小儿脾胃功能薄弱、易受寒热侵袭或伤乳食而致。其他疾病过程造成的呕吐不在其讨论范围之内。

◎伤食呕吐

【病因】乳食不节,则胃纳受损,脾运不及,积滞中脘,通降失司,遂成呕吐。

【主症】口吐乳食或宿食,气味酸馊,嗳腐吞酸,口气秽臭,不愿进食,甚至腹部胀热,身有潮热,面色微黄,山根青筋显露。

【治则】消食导积,调中降逆。

【取穴】主穴:揉小天心300次,清板门400次,逆运内八卦300次,清四横纹200次。

配穴:清肺经300次,泻大肠300次,分阴阳200次,清补脾经300次,掐合谷5~7次,清天河水200次,推天柱骨200次。

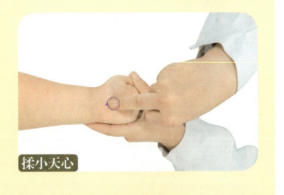
揉小天心

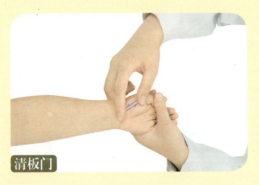
清板门

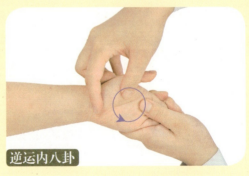
逆运内八卦

第四章 小儿常见病症的推拿治疗

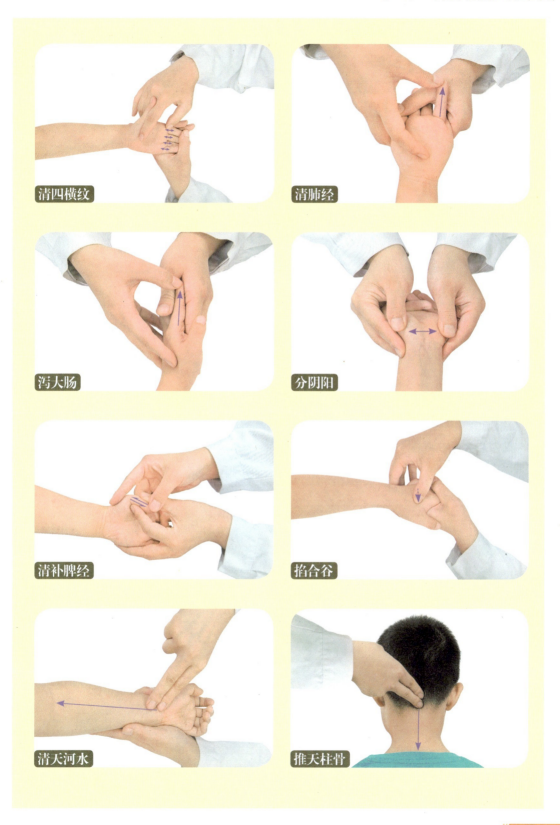

【随症加减】①重症者加挤捏大椎、曲泽(以皮肤紫红为度),拿委中10次。

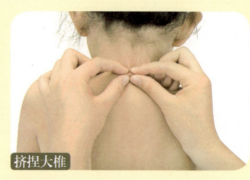

挤捏大椎

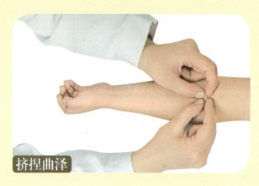

挤捏曲泽

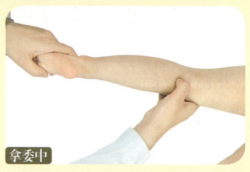

拿委中

【随症加减】②推拿1~2天后症状改善者清补脾经改为补脾经300次,泻大肠改为清大肠300次。

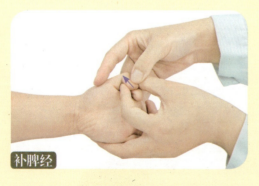

补脾经

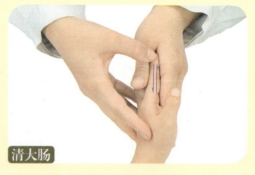

清大肠

◎风寒呕吐

【病因】因受寒或恣食生冷之品,则中阳不振,影响脾胃运化,不能升清降浊,上逆而吐。

【主症】吐物不化,清稀无臭,吐时少而吐物多,或早食暮吐,暮食早吐,面青黄,口唇苍白,舌质淡苔白。形寒肢冷,腹痛绵绵,肠鸣作泻,泻物稀溏,或伴有风寒感冒。

【治则】温中降逆,调中止呕。

【取穴】主穴：补脾经500次，揉一窝风300次，清板门300次，逆运内八卦300次，清四横纹200次。

配穴：揉外劳宫300次，推天柱骨200次。

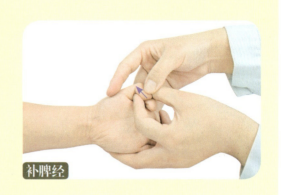
补脾经

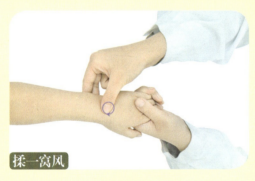
揉一窝风

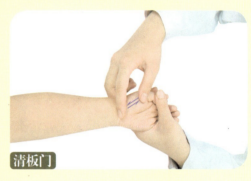
清板门

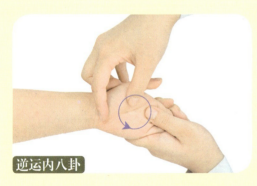
逆运内八卦

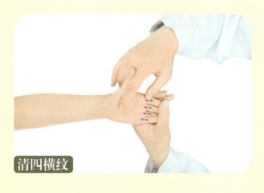
清四横纹

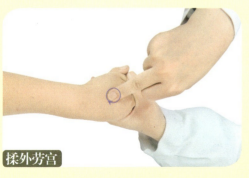
揉外劳宫

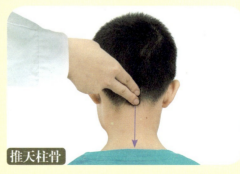
推天柱骨

【随症加减】肠鸣腹痛者加挤捏神阙（以皮肤轻度瘀血为度），揉足三里200次。

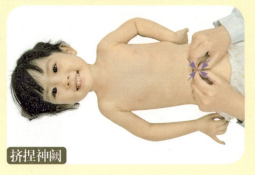
挤捏神阙

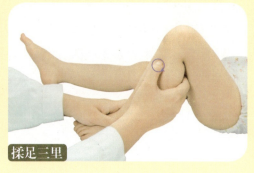
揉足三里

◎胃热呕吐

【病因】因胃有客热，乳母喜进油腻、辛辣之品，乳汁蕴热，致热积于胃；或较大儿嗜辛辣之品，热积胃中；或感受夏秋湿热，蕴于中焦，升降失职，导致胃气上逆而致呕吐。

【主症】吐物呈黄黏水，酸臭或味苦，入食即吐，吐的次数多而吐物少，口渴喜冷饮，烦躁少寐，小便短赤，唇干舌红，苔黄。

【治则】清热和胃。

【取穴】主穴：揉小天心300次，清补脾经300次，清板门300次，大清天河水200次，逆运内八卦300次，清四横纹200次。

配穴：退六腑200次，清肺经200次，分阴阳200次，推天柱骨200次。

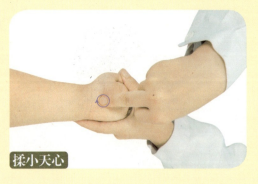
揉小天心

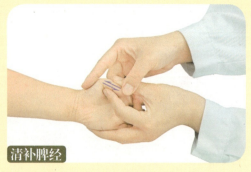
清补脾经

第四章 小儿常见病症的推拿治疗

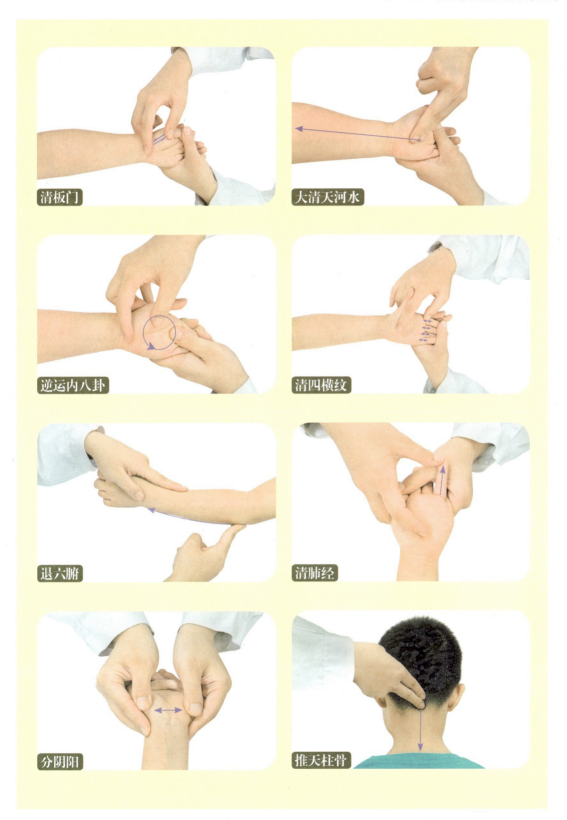

◎ 惊恐呕吐

【病因】小儿神气怯弱,突见异物、闻及暴声或跌仆受惊,惊则气乱,恐则气下,以致气机逆乱,肝胆不宁,横逆犯胃,而发呕吐。

【主症】跌仆惊恐后出现爆发性频吐清涎,身热心烦,神态紧张,惊哭惊叫,睡眠不安,面色时青时白。

【治则】镇惊,和胃止呕。

【取穴】主穴:揉小天心300次,分阴阳200次,补肾经500次,大清天河水200次。

配穴:清板门300次,逆运内八卦300次,清四横纹200次,掐揉五指节、掐老龙各5~7次,推天柱骨300次。

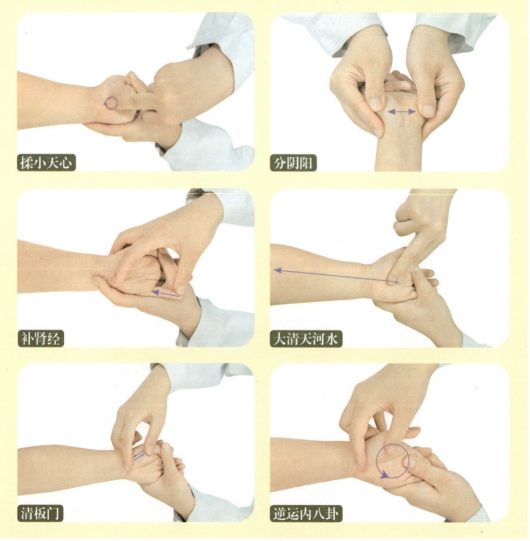

揉小天心　分阴阳
补肾经　大清天河水
清板门　逆运内八卦

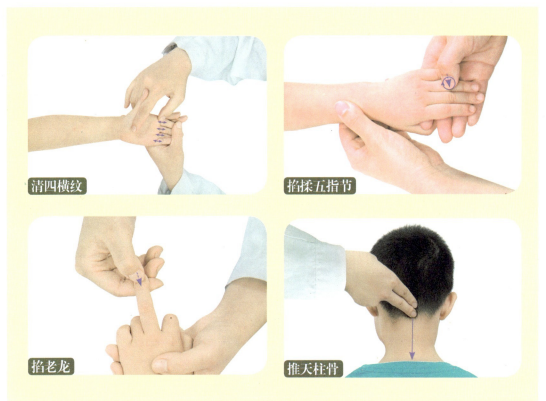

【临床体会】

手法治疗非器质性呕吐效果是肯定的,但一定要诊断清楚。器质性疾病如传染病所致呕吐,或急腹症呕吐,都不适用单纯手法治疗,以免误诊。手法治疗要根据症状每天 1~2 次,首先应止吐,继而根据病因进行治疗。

根据呕吐情况决定是否进食或禁食,呕吐重者禁食 6~8 小时,症状好转时,可给少量水或稀粥,逐渐过渡到流质、半流质饮食,量由少到多。必要时补充水分,根据脱水程度补充液体量。此外注意令患儿侧卧,以免呕吐物吸入气管造成窒息。

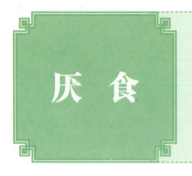

厌食

厌食是指小儿较长时间见食不贪，厌恶进食，甚至拒食，是小儿常见病症。各年龄儿童均可发病，尤以1~6岁小儿多见。一般预后良好，但长期不愈者日渐消瘦，体弱多病，可转化为疳证，故应予重视。

◎厌食

【病因】小儿脏腑娇嫩，脾常不足，多因饮食不节，喂养不当，先天不足，后天失调，多病久病等外感内伤诸因损伤脾胃，引起脾运胃纳失健所致。

【主症】不知饥饿，不思饮食，见食不贪，或饮食无味，厌恶进食，尤恶油腻，甚至拒食，或进食易饱，食量减少，若强行进食则伴有腹胀、腹痛、呕吐，大便或干或稀，日久形体消瘦，面色少华或萎黄。

【治则】健脾调中，助消化。

【取穴】主穴：补脾经500次，清板门300次，逆运内八卦300次，清四横纹200次。

配穴：揉一窝风300次，清天河水100次，揉足三里200次。

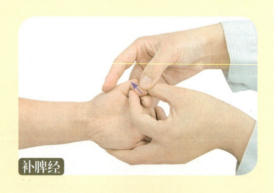

补脾经

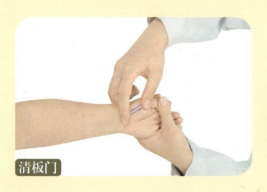

清板门

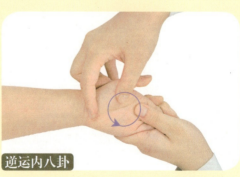

逆运内八卦

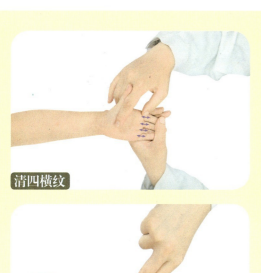
清四横纹

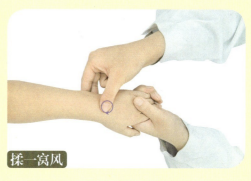
揉一窝风

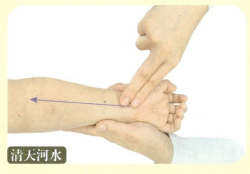
清天河水

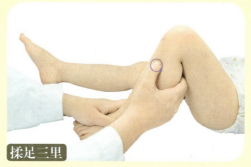
揉足三里

【随症加减】①腹痛者加揉外劳宫200次。

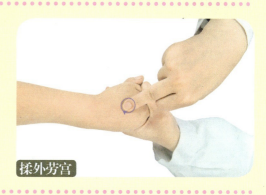
揉外劳宫

【随症加减】②便秘者加清肺经200次、泻大肠300次。

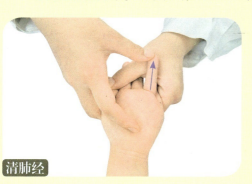
清肺经

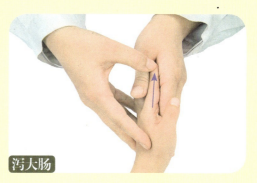
泻大肠

【随症加减】③呕吐者加推天柱骨 200 次。

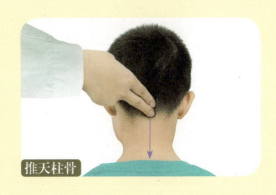

【随症加减】④体虚者加捏脊 3 遍，摩腹揉脐 200 次，按揉脾俞、胃俞各 50 次。

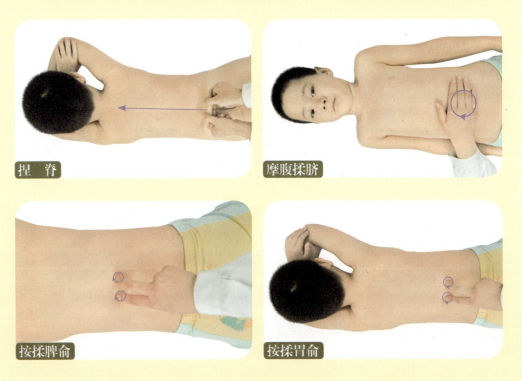

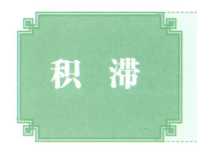

积 滞

积滞是指小儿由于内伤乳食、停滞不化、气滞不行所致的一种常见脾胃病症,临床以不思饮食、腹部胀满、嗳腐呕吐、大便不调等为特征。常在感冒、泄泻、疳证中合并出现。脾胃虚弱、先天不足及人工喂养的婴幼儿易反复发病。如不及时治疗,可影响小儿的营养及生长发育,甚至酿成重病。

◎乳食内积

【病因】小儿乳食不能自节,喂养不当或过食生冷肥甘及难消化的食物,损伤脾胃,受纳运化失职,饮食不化,积而不消,则成积滞。

【主症】乳食少思或不思,脘腹胀满,疼痛拒按,烦躁哭闹,睡卧不宁,或嗳腐吞酸,恶心呕吐,大便臭秽,吐泻后胀痛暂减,低热,肚腹热甚,面色黄、山根青。

【治则】消积导滞,调中行气。

【取穴】主穴:清补脾经500次,清板门300次,揉小天心300次,逆运内八卦300次,清肺经200次,退六腑200次。

配穴:分阴阳200次,清四横纹200次,清大肠300次,清天河水100次。

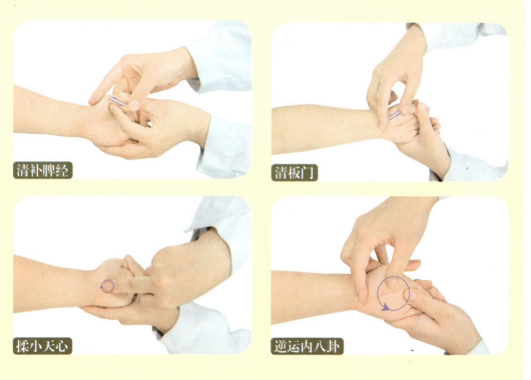

清补脾经　　清板门

揉小天心　　逆运内八卦

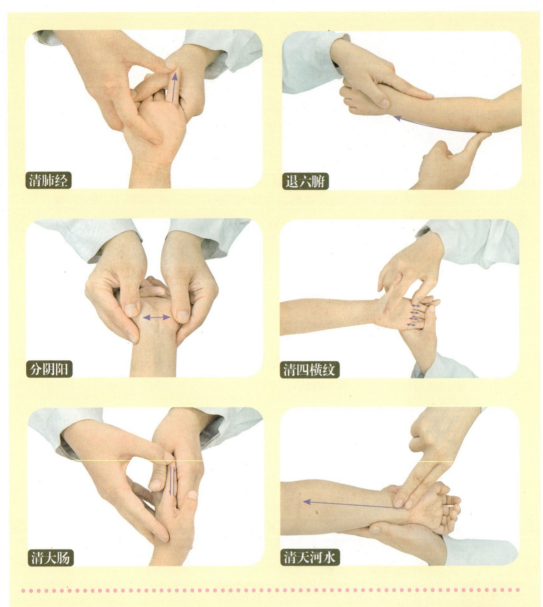

【随症加减】①腹痛者加揉外劳宫200次,分腹阴阳100次,拿肚角3次。

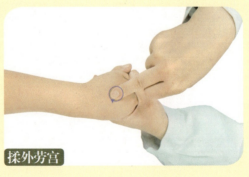

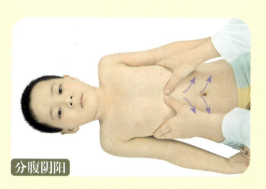
分腹阴阳

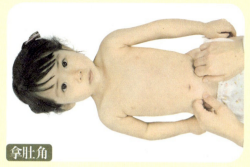
拿肚角

【随症加减】②呕吐者加推天柱骨200次，大便通畅后去退六腑。

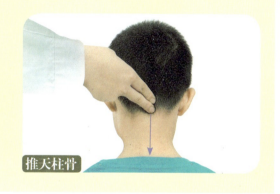
推天柱骨

◎脾虚夹积

【病因】小儿脾胃素弱，病后失调，脾气虚损，或过用寒凉攻伐之品，致脾胃虚寒，运化乏力，乳食易于停滞不消，久而成积。

【主症】神疲乏力，不思乳食，食则易饱，腹胀满，喜俯卧，夜寐不安，呕吐酸溲，大便稀溏，夹有乳片或食物残渣，面色萎黄，形体消瘦。

【治则】健脾消积，调中扶正。

【取穴】主穴：清补脾经500次，揉一窝风300次，清板门300次，逆运内八卦300次，清四横纹200次。

配穴：揉二马300次，清大肠300次，揉外劳宫200次，清天河水100次，分腹阴阳100次，揉足三里200次。

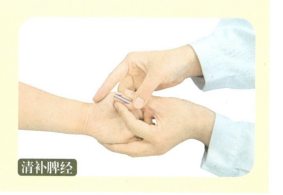
清补脾经

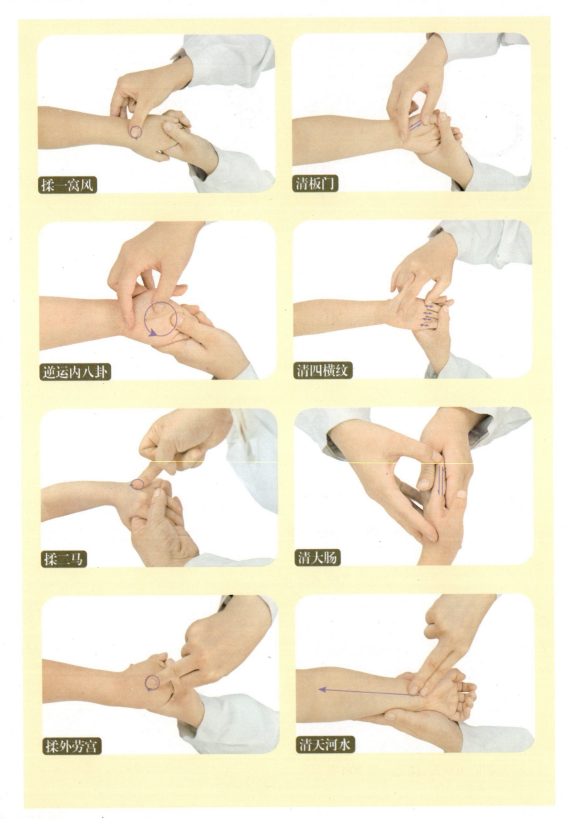

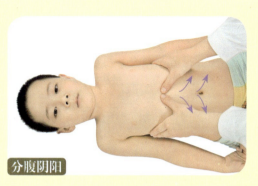
分腹阴阳

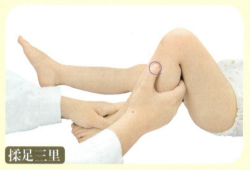
揉足三里

【随症加减】①症状重者加摩腹200次,揉中脘100次,按弦走搓摩50次。

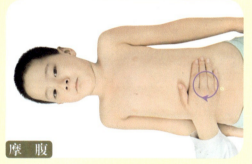
摩 腹

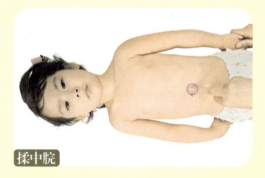
揉中脘

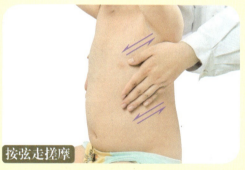
按弦走搓摩

【随症加减】②推拿1~2次后清补脾经、清大肠改为补脾经300次、补大肠300次。

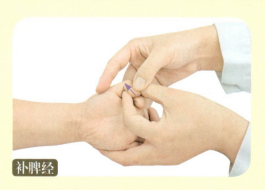
补脾经

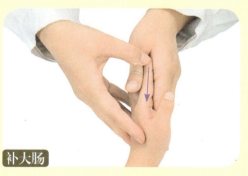
补大肠

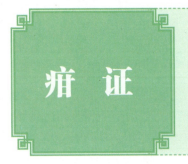

疳证

疳证是指由多种原因引起的小儿慢性营养障碍性疾病，临床以形体消瘦、面黄发枯、肚大青筋、精神不振、饮食异常、发育迟缓为特征。常由脾胃疾病发展而来，如呕吐、泄泻、厌食、腹痛、积滞等均可转化为疳证。根据病情发展的不同阶段分为疳气、疳积、干疳，其兼证有眼疳、心疳、疳肿胀、肾疳等。本节重点讨论与西医诊断为营养不良有关的疳证。

◎ 积滞伤脾

【病因】由于喂养不当，饮食失调，如饥饱不均、挑食偏食、过食肥甘生冷，或多种疾病影响，使小儿脾胃损伤，形成积滞，进而影响脾胃功能，水谷精微不得充分化生，不足以营养脏腑和肌肉，日久成疳。

【主症】形体消瘦、肚腹膨胀，甚则青筋暴露，精神不振或烦躁哭闹，睡眠不宁，毛发稀疏如穗，面色萎黄无华，山根青、鼻唇均青，食欲不振或多食多便。

【治则】消积导滞，调理脾胃。

【取穴】主穴：清补脾经500次，清板门300次，逆运内八卦300次，清四横纹200次，清肺经200次，泻大肠300次。

配穴：揉小天心300次，分阴阳200次，清天河水100次，运水入土100次，捏脊3次，捏脊过程中重提脾俞、胃俞。

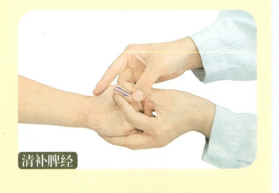

清补脾经

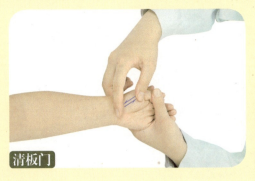

清板门

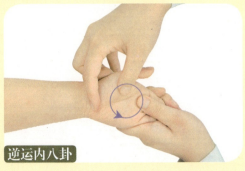

逆运内八卦

第四章 小儿常见病症的推拿治疗

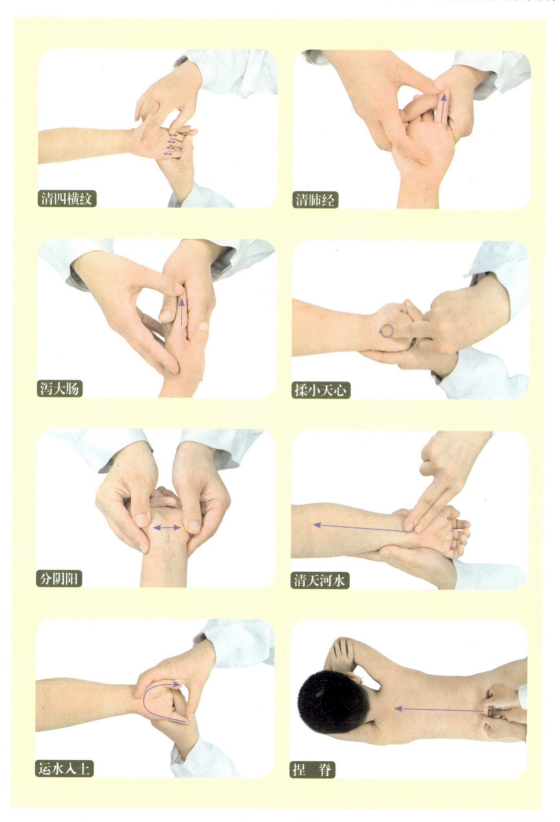

【随症加减】①多食多便者逆运内八卦改为顺运内八卦 300 次。

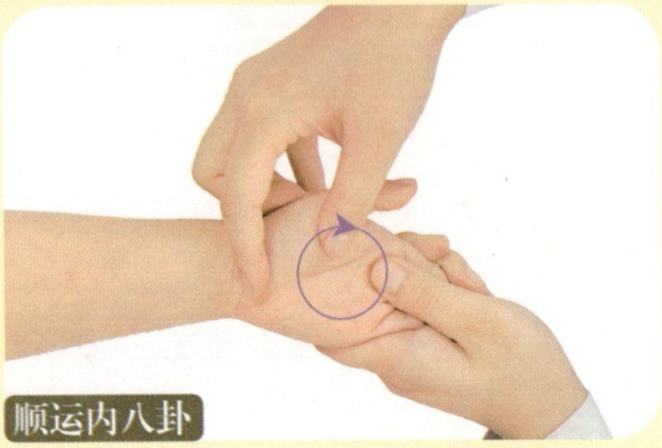

顺运内八卦

【随症加减】②推拿 1~2 次后清补脾经改为补脾经 300 次，泻大肠改为清大肠或补大肠 300 次。

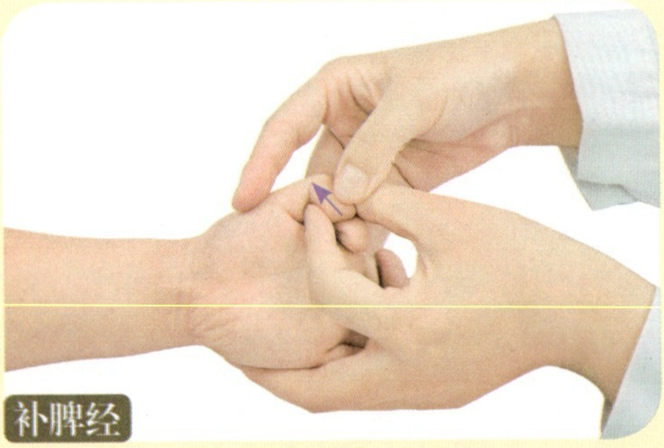

补脾经

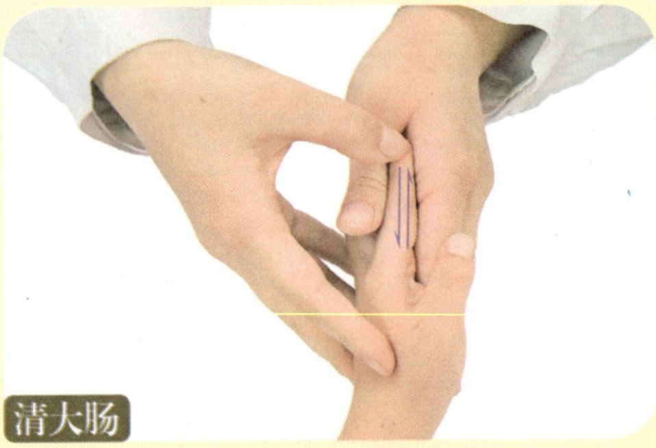

清大肠

◎气血两虚

【病因】素体虚弱，或病后失调，或用药不当致脾胃虚损，中焦不运，化源不足，导致疳之晚期，气液耗伤而致。

【主症】精神萎靡，发育迟缓，头大颈细，骨瘦如柴，毛发干枯，成绺竖直，皮肤干燥；啼哭无力，两目干涩，乳食懒进，食物不化，大便溏或清稀，时有低热，口唇干燥，腹凹如舟，四肢不温，喜蹲位，睡时露睛，面灰暗，唇舌淡。

【治则】补益气血，温中健脾。

【取穴】主穴：补脾经 300 次，推三关 200 次，补肾经 300 次，揉二马 300 次，清板门 300 次，揉外劳宫 200 次，捏脊每日 1 次，连续捏一个月为一疗程。

配穴：逆运内八卦 300 次，清四横纹 200 次，掐揉足三里 5~7 次，摩腹 200 次。

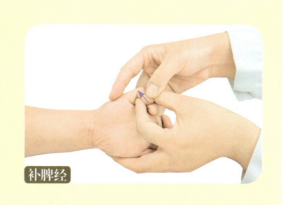
补脾经

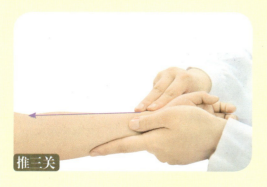
推三关

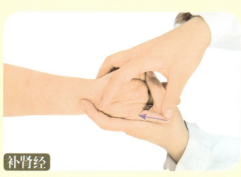
补肾经

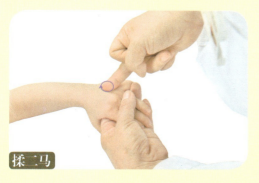
揉二马

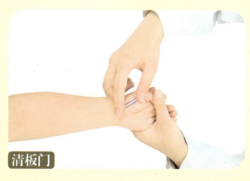
清板门

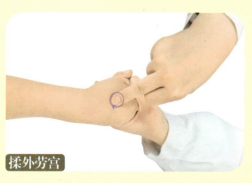
揉外劳宫

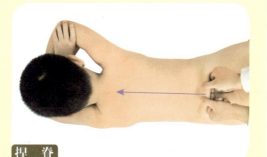
捏　脊

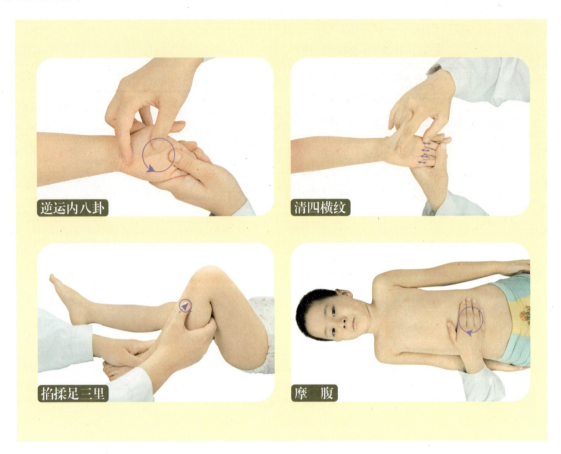

腹　痛

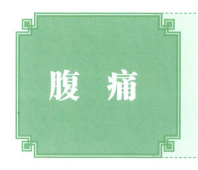

腹痛是指胃脘以下，脐周以及耻骨以上部位发生疼痛的症状，可见于多种疾病中。本节主要讨论腹部受寒、乳食积滞所致的小儿功能性腹痛，若有急腹症指征的腹痛应立即送往医院处理，以免贻误诊治时机。

◎寒积腹痛

【病因】由于气候骤变，护理不当，衣被单薄，风寒之邪侵入腹部，或过食生冷，寒凝经脉，气血不通则腹痛。

【主症】腹部疼痛，阵阵发作，哭叫不安，遇冷痛甚，得温痛减，口不渴，喜热饮，夜睡喜俯卧，肠鸣辘辘，面色苍白，甚者唇色紫暗，额出冷汗，手足不温，或兼吐泻，小便清长，大便清稀，舌淡苔白。

【治则】温中散寒，理气止痛。

【取穴】主穴：补脾经500次，揉一窝风300次，揉外劳宫300次，点神阙50次，摩腹300次，拿肚角3次，掐揉足三里10次。

配穴：逆运内八卦200次，清四横纹400次。

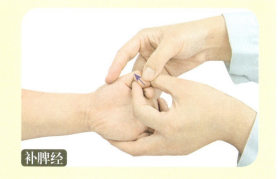
补脾经

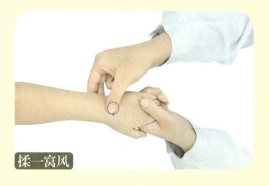
揉一窝风

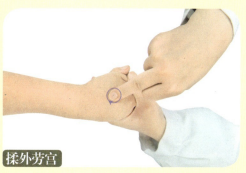
揉外劳宫

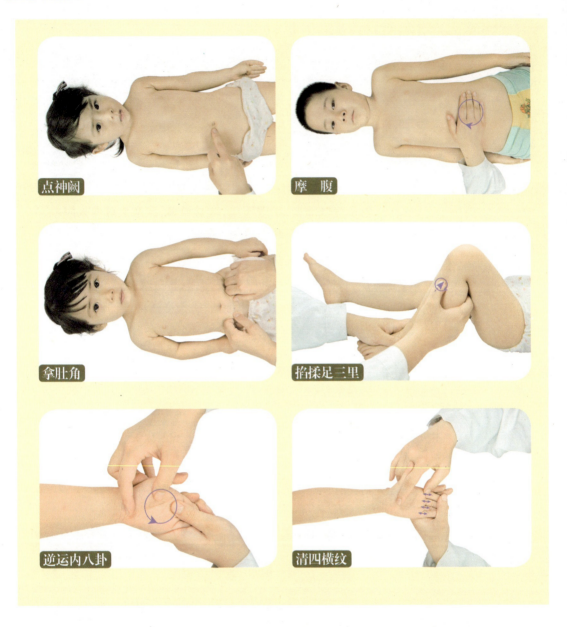

点神阙　摩腹　拿肚角　掐揉足三里　逆运内八卦　清四横纹

◎ 食积腹痛

【病因】乳食不节，暴饮暴食，过食油腻厚味、辛辣香燥，或强进乳食，临卧多食或误食变质不洁之物，乳食停滞，郁积胃肠，气机受阻而致腹痛。

【主症】食入痛甚，脘腹胀满，疼痛拒按，痛则欲泻，泻后痛减，乳食少思，嗳腐吞酸，或伴有呕吐，吐物酸馊，矢气频作，大便秽臭，夜卧不宁，口臭，舌苔厚腻。

【治则】消食导滞，行气止痛。

【取穴】主穴：逆运内八卦 200 次，清四横纹 400 次，清板门 500 次。

配穴：清肺经 500 次，退六腑 500 次，揉中脘 200 次，挤捏神阙（以轻度瘀血为度），拿肚角 3 次，分腹阴阳 100 次，按弦走搓摩 50 次。

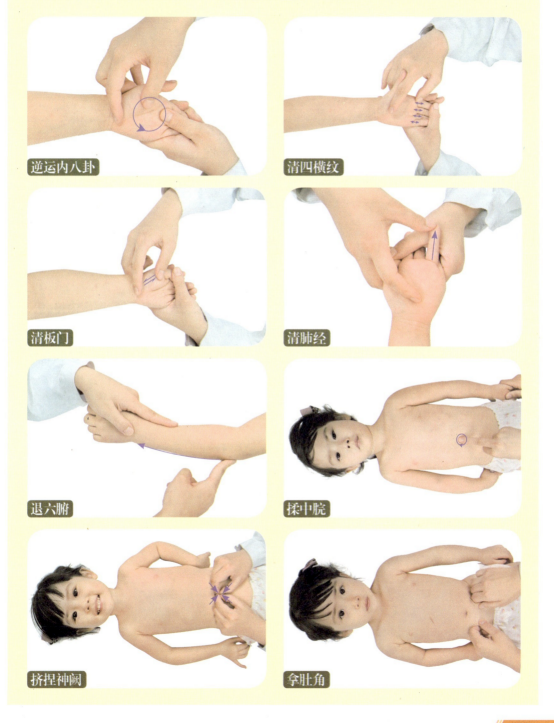

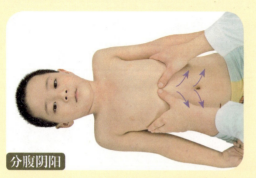
分腹阴阳

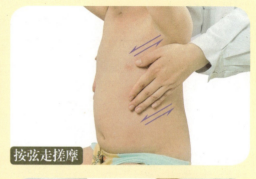
按弦走搓摩

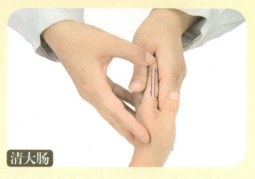
清大肠

【随症加减】推拿 1~2 次后退六腑改为清大肠 200 次。

◎ 虚寒腹痛

【病因】素体阳虚，或病后体弱，脾胃虚寒，脾阳不振，寒湿内停，气机不畅，气血不足，失于温养而致腹痛。

【主症】腹部绵绵，时作时止，痛处喜热喜按，乳食少进，或食后腹胀，大便溏薄，精神倦怠，乏力懒言，形体消瘦，舌淡苔白。

【治则】温中健脾，益气止痛。

【取穴】主穴：补脾经 500 次，推三关 300 次，揉外劳宫 300 次。

配穴：逆运内八卦 200 次，清四横纹 200 次，补肾经 500 次，摩腹揉脐 200 次，拿肚角 3 次，捏脊 3 遍，掐揉足三里 10 次。

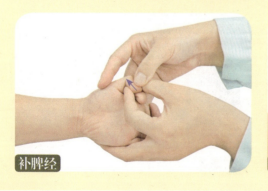
补脾经

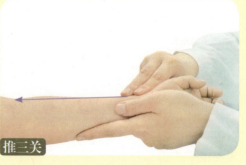
推三关

第四章 小儿常见病症的推拿治疗

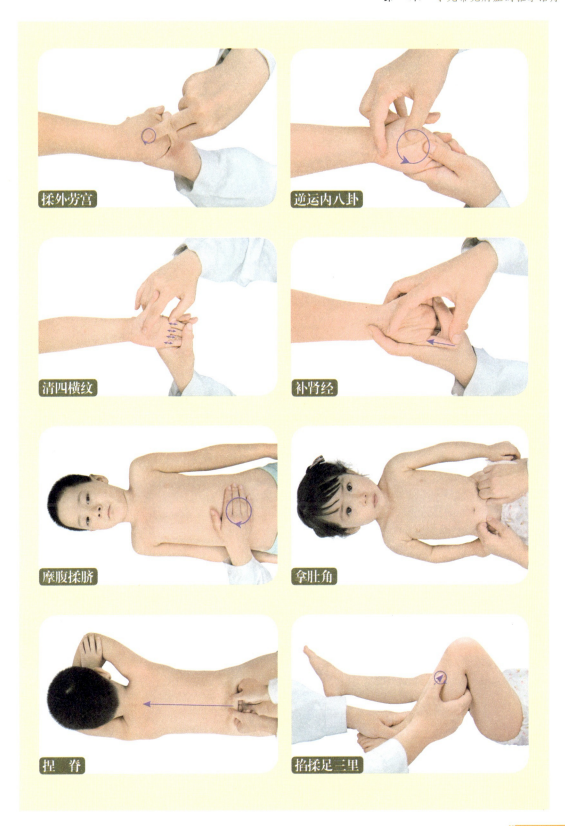

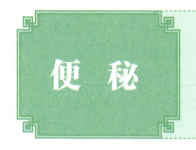

便秘

便秘是指大便干结不通,排便间隔时间延长,或虽有便意而排出困难的一种病症。可单独存在,亦可继发于其他疾病的过程中。便秘日久,患儿可出现腹胀、腹痛、食欲减退、睡眠不安,甚至肛裂、脱肛。便秘虽不危及生命,却可带来一定痛苦,故应注意防治。

◎ **实热便秘**

【病因】多见于喂养不当,过食厚味,伤胃积热,或过用辛温药物,伤津耗液,或热病余邪久恋,燥热内结肠道,津液不足,不能下润导致便秘。

【主症】便结不通,排便困难,排便间隔时间延长,腹胀痛而拒按,躁扰不安,夜卧不宁,或伴有不思饮食,恶心呕吐,口干口臭,唇燥裂或生疮,面赤身热,小便短涩不畅。

【治则】清热通便。

【取穴】主穴:清四横纹400次,清肺经300次,退六腑200次,揉膊阳池100次,补肾经500次,清板门300次。

配穴:揉小天心300次,揉二马300次,泻大肠300次,清天河水100次,摩腹揉脐100次,揉天枢50次,推下七节骨100次,掐揉足三里10次。

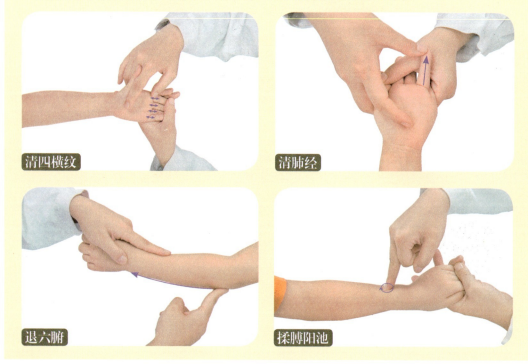

清四横纹　清肺经　退六腑　揉膊阳池

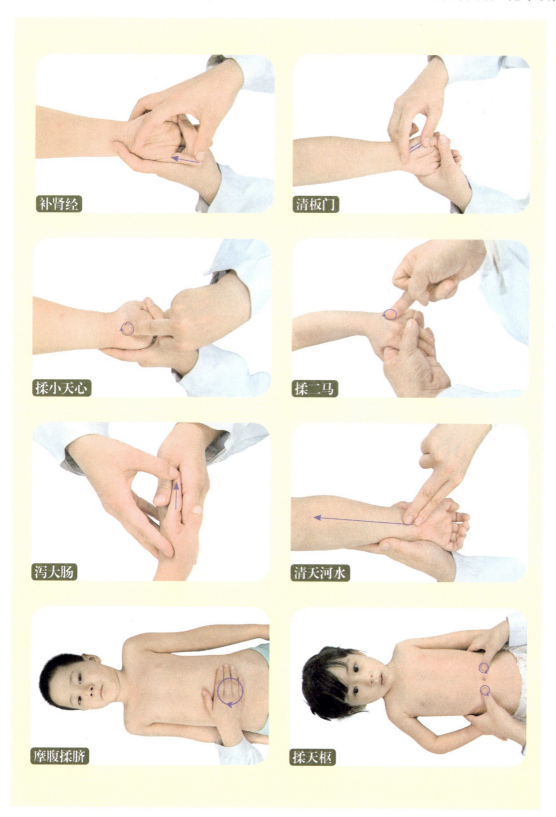

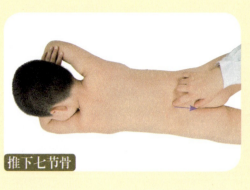
推下七节骨

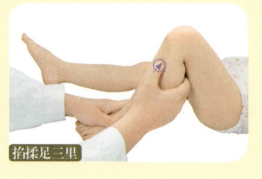
掐揉足三里

◎ 虚寒便秘

【病因】素体虚弱或久病气血不足，阴寒内生而固结，气虚大便传送无力，血虚则津液不足以滋润肠道，致大便排出困难。

【主症】大便艰涩不畅，虽有便意但努挣乏力难下，便质并不干硬或干散不黏，不成形，神疲气短，面色青白，唇甲色淡，腹冷隐痛喜按，小便清长，四肢厥冷，喜热恶寒。

【治则】补虚扶弱，益气养血，滋阴润燥通便。

【取穴】主穴：补肾经500次，补脾经500次，推三关100次，揉一窝风300次，揉外劳宫300次，清大肠300次。

配穴：揉小天心300次，清四横纹400次，清肺经300次，揉二马100次，捏挤神阙（至轻微瘀血为度），推下七节骨100次，捏脊3次，掐揉足三里10次。

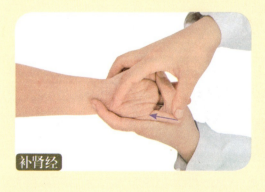
补肾经

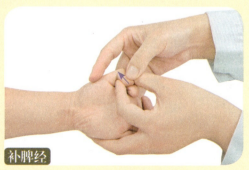
补脾经

第四章 小儿常见病症的推拿治疗

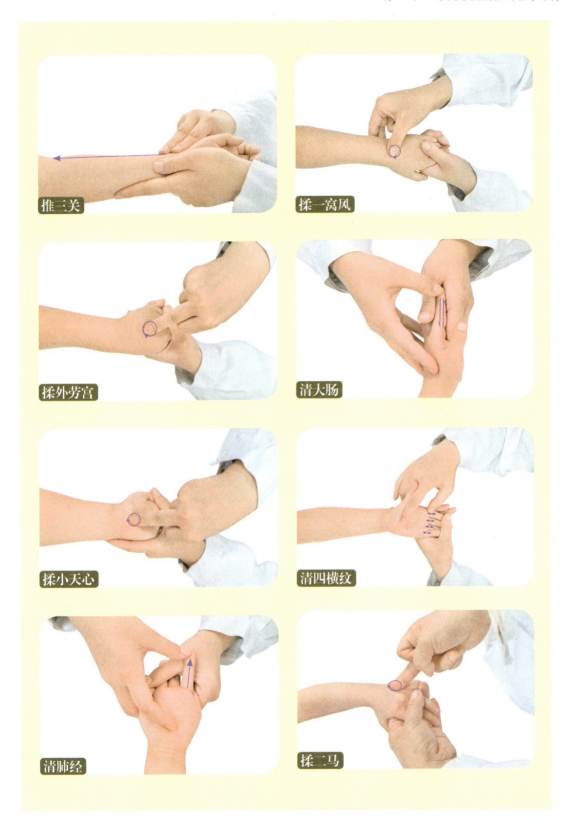

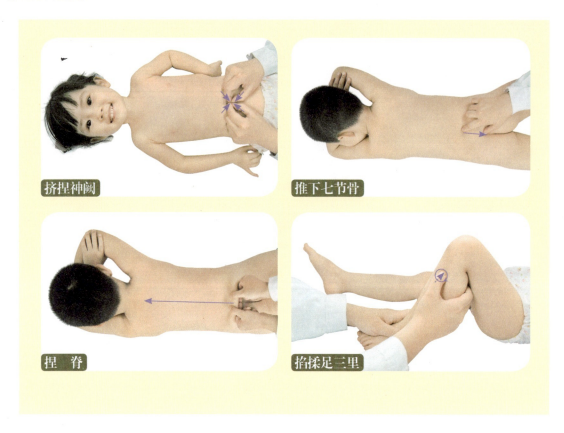

口 疮

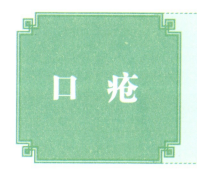

口疮是指口腔黏膜或唇舌等部位出现大小不等的白色溃疡面,局部灼热疼痛的一种病症,多见于1~5岁的小儿。一年四季均可发病,以春秋季为多见,现代医学中疱疹性口腔炎、复发性口疮、创伤性口腔黏膜溃疡等均属于本病的范畴。

◎ 实火口疮

【病因】多因外邪内侵,饮食不当,或下焦膀胱之热,不得通泻,致热移于小肠,上熏心、脾二经,循经上攻口舌,腐肌成疮。

【主症】唇、舌、齿龈、口腔黏膜上散在程度不同、大小不等、红肿糜烂的溃疡面(溃疡周围红润,白色分泌物多),流涎口臭,疼痛较甚,啼哭拒食,间或发热,睡卧不宁,大便干结,小便短赤,舌红苔黄。证属心脾积热。

【治则】清热泻火。

【取穴】主穴:揉小天心500次,补肾经500次,揉总筋300次,清补脾经300次,清四横纹400次,大清天河水200次。

配穴:清板门300次,揉小横纹300次,利小肠300次,平肝清肺300次,退六腑200次,揉膊阳池200次。

每日1~2次,3天一个疗程。不能进食者给予支持疗法以补充体液。

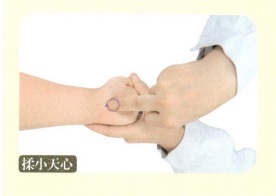

揉小天心

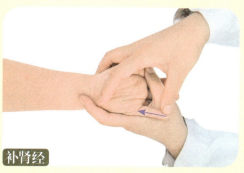

补肾经

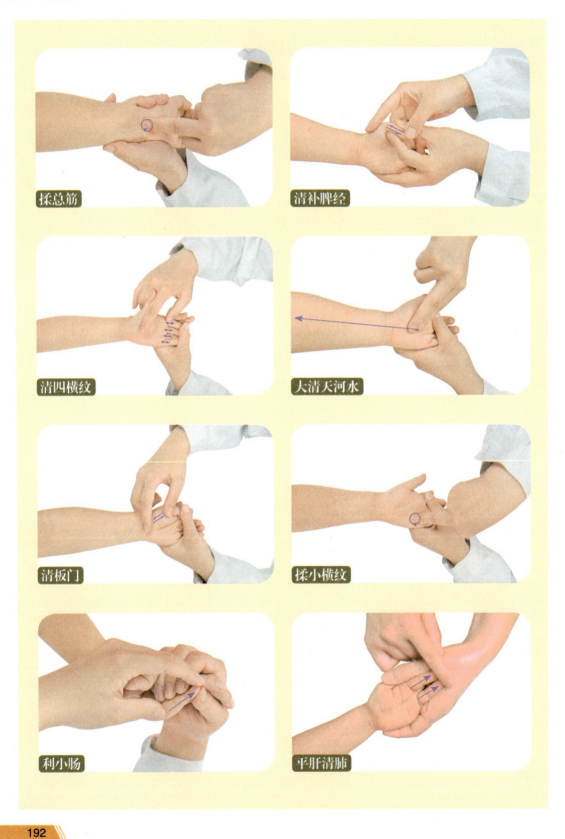

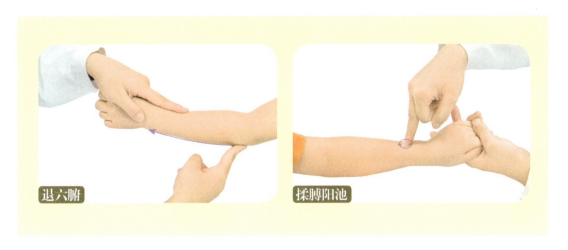

◎虚火口疮

【病因】多因素体阴虚或久病伤阴,如急性感染、长期腹泻等疾病伤津耗液,导致水不制火,虚火上炎而致。

【主症】口舌生疮溃烂,周围淡红,疮面灰白或灰黄,疼痛较轻,经久不愈,反复发作,脘腹胀满,嗳气少食,倦怠乏力,大便稀溏,面色微黄,手足心热,舌红少苔。证属虚火上炎。

【治则】滋阴降火,扶正驱邪。

【取穴】主穴:补肾经500次,补脾经500次,推三关200次,揉小横纹300次,揉总筋200次,清天河水100次。

配穴:逆运内八卦300次,清四横纹200次,揉二马200次,推涌泉100次。

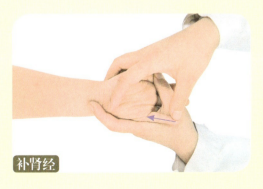

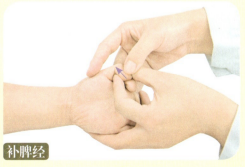

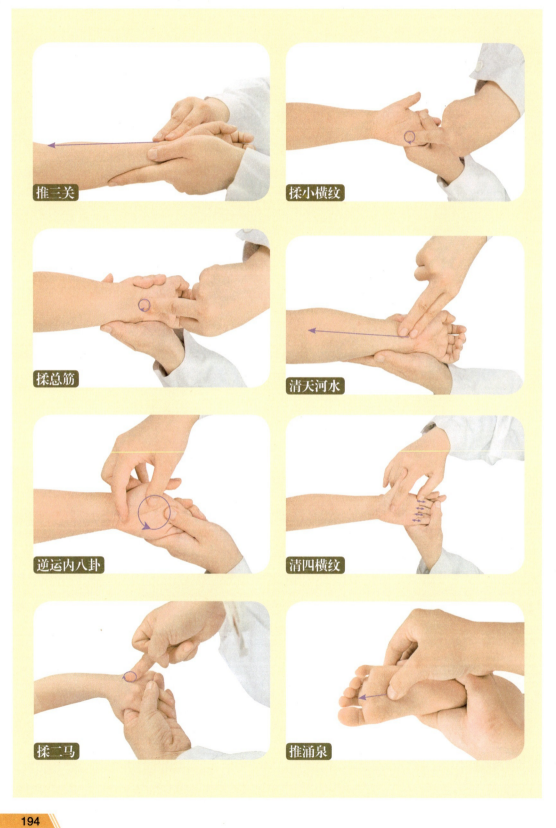

第四章 小儿常见病症的推拿治疗

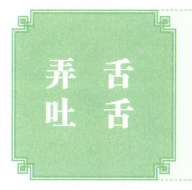

弄舌 吐舌

弄舌是指小儿将舌时露时收，频频玩弄的一种症状，又称"耍舌风"。吐舌是指小儿将舌伸长而缩缓，或伸出口外而不收者。两者均属病态，多因心脾积热或亏损所致，尤其在大病中见弄舌、吐舌多为心脾亏损太过之征，预后欠佳。一般认为吐舌是心经有热，弄舌是脾经有热。弱智患儿出现的吐舌、弄舌，不属本病讨论的范围。

◎心热

【病因】心经有热，循经上炎所致。舌干涩而紧，而借吐舌、伸舌自救。

【主症】频频吐舌，口渴面赤，气粗而热，烦躁喜冷，舌质及舌尖色赤。

【治则】清热泻心火。

【取穴】主穴：大清天河水300次，利小肠300次，揉小天心300次。

配穴：分阴阳200次，掐揉五指节3~5次。

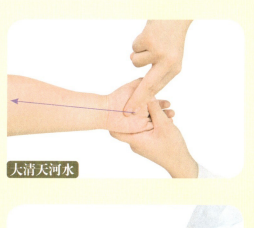

大清天河水

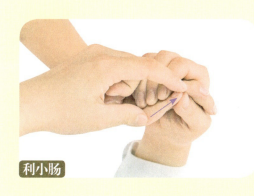

利小肠

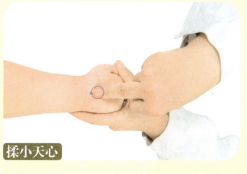

揉小天心

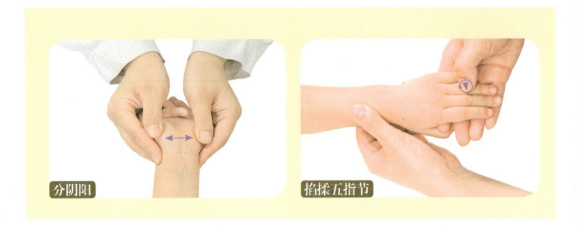

◎ 脾 热

【病因】脾经有热,或夹有肝风,则摇动弄舌,借以舒缓。

【主症】时时弄舌,上下左右,犹如蛇舔,大便赤黄而稠黏,甚者硬结;面黄身微热,脘腹痞满,不思饮食,舌红苔黄腻。

【治则】清脾利湿。

【取穴】主穴:清补脾经 500 次,清板门 400 次,揉小天心 300 次,分阴阳 100 次。

配穴:清天河水 100 次,清肺经 300 次,退六腑 300 次。

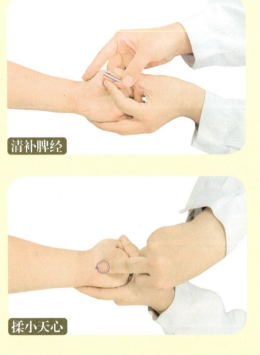

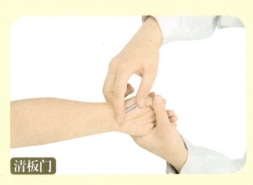

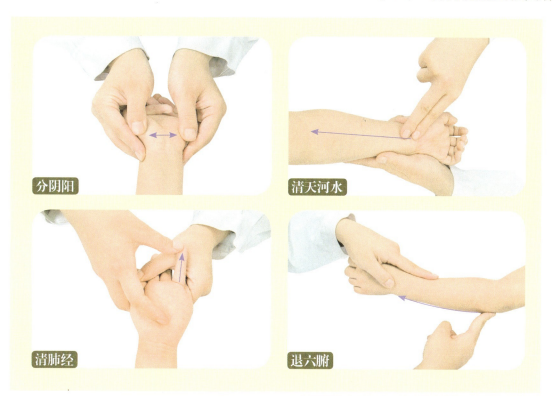

◎ 心脾亏损

【病因】重病心脾亏损太过,津液耗损,水不制火,虚火上炎而致吐舌、弄舌。

【主症】身体虚弱无力,消瘦,食欲差,大便或溏或干,小便少赤,时时吐舌、弄舌。

【治则】补虚扶弱,引火归元。

【取穴】主穴:揉小天心300次,补肾经500次,揉二马300次,清补脾经500次,清板门300次。

配穴:清天河水100次,逆运内八卦200次,清四横纹200次。

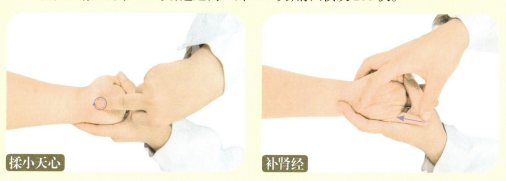

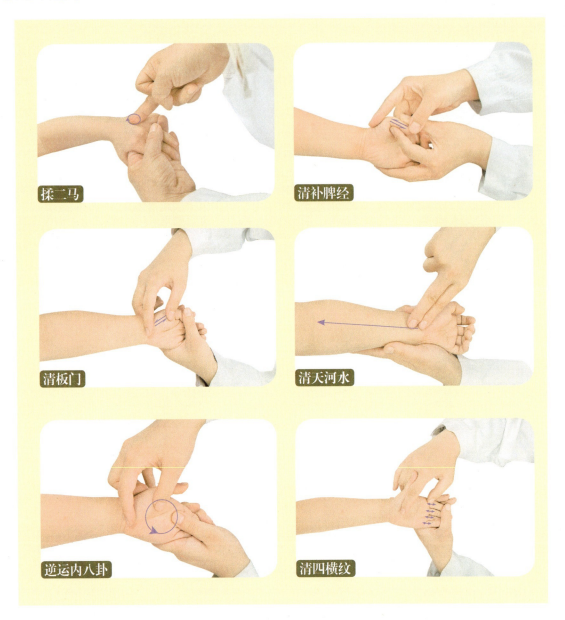

新生儿不乳

吮乳是新生儿的生理本能,出生24小时后不能吮乳者,称为不乳。多见于早产、难产及体弱儿,其病因比较复杂,先天不足、运化无力、胎中受寒、生后受凉或胎便不下均可致不乳。在推拿治疗的同时,必须针对病因进行治疗并加强护理。

◎ 虚证

【病因】多见早产儿,先天不足,元气虚弱,运化无力而致不乳。

【主症】生后吮乳无力或不吮乳,气息虚弱,哭声低沉,唇白舌淡,面色苍白。

【治则】培补元气。

【取穴】主穴:补肾经300次,揉二马300次,补脾经200次,推三关100次。

配穴:清板门300次,逆运内八卦300次,清四横纹200次。

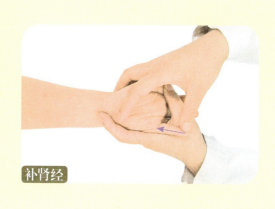
补肾经

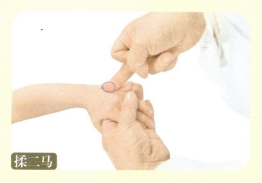
揉二马

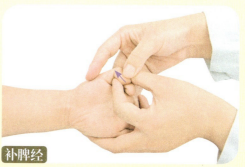
补脾经

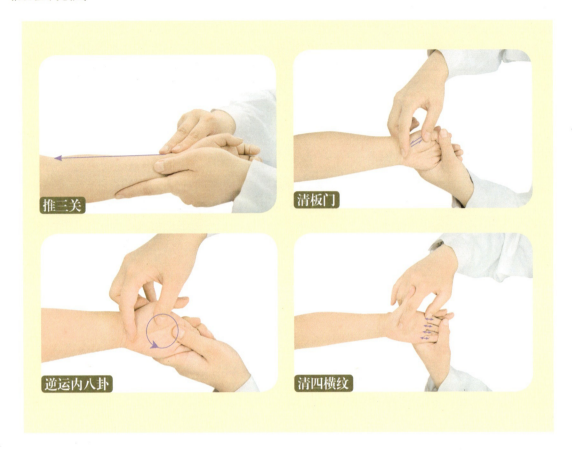

◎寒证

【病因】先天不足,感受寒邪,寒滞脾胃。

【主症】生后不乳,面色青白,口鼻气冷,四肢冷凉,皮肤苍白,大便溏薄,唇白舌淡。

【治则】温中散寒。

【取穴】主穴:补脾经300次,揉一窝风300次,揉外劳宫100次。

配穴:推三关100次,摩腹100次。

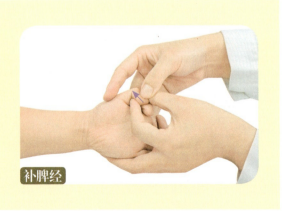

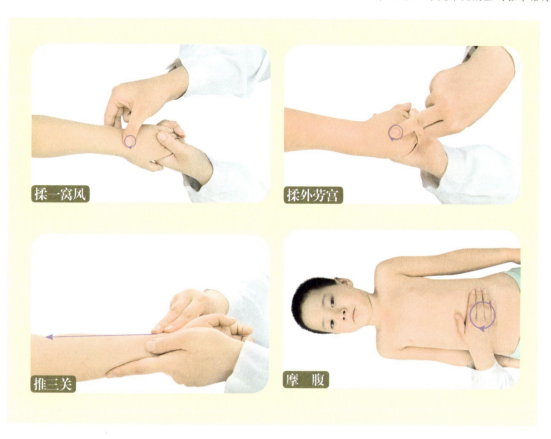

揉一窝风　揉外劳宫　推三关　摩腹

◎ 实热证

【病因】胎便不下,秽热郁结胃肠。

【主症】恶心,呕吐,不乳,腹胀便秘,烦躁不宁,小便短赤,呼吸粗促,啼哭声粗,面赤,舌红苔黄。

【治则】清热通便。

【取穴】主穴：清补脾经 200 次,清板门 200 次,清肺经 300 次,退六腑 200 次。

配穴：逆运内八卦 300 次,清四横纹 200 次,揉小天心 100 次,清天河水 100 次,摩腹揉脐 100 次。

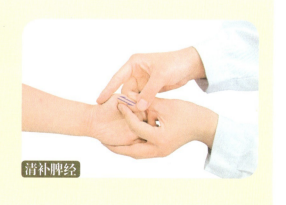

清补脾经

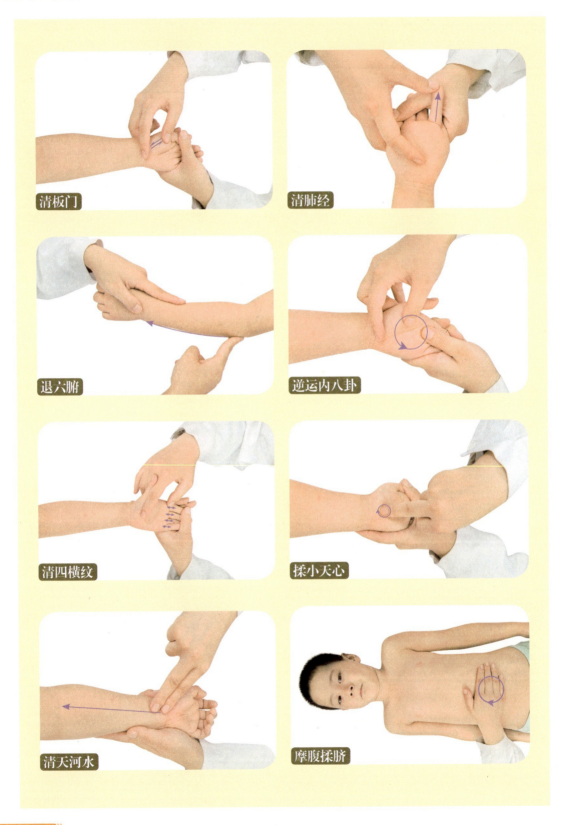

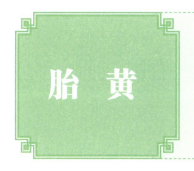

胎 黄

胎黄又称新生儿黄疸,以婴儿出生后全身皮肤、黏膜、巩膜发黄为特征,包括了新生儿血清胆红素增高的一系列疾病,分为生理性黄疸和病理性黄疸,前者能自行消退,不需治疗;后者轻症可不治而愈,重者因邪毒内陷心包,导致严重并发症,致残或致死,故早期应及时退黄,在积极采取综合治疗的基础上可配合推拿治疗。

◎ 湿热熏蒸

【病因】由于孕母素蕴湿热之毒,传于胎儿;或因胎产之时、出生之后,婴儿感受湿热邪毒所致。

【主症】起病急,病程较短,表现为阳黄,面目皮肤发黄,色泽鲜明如橘皮,哭声响亮,不欲吮乳,心烦口渴,或有发热,大便秘结色黄,小便深黄,舌质红,苔黄腻。

【治则】清热利湿,利胆退黄。

【取穴】主穴:揉小天心300次,分阴阳(阴重)100次,清板门300次,补肾经500次,大清天河水300次,揉二马200次。

配穴:平肝清肺300次,退六腑300次,逆运内八卦200次,清四横纹200次。

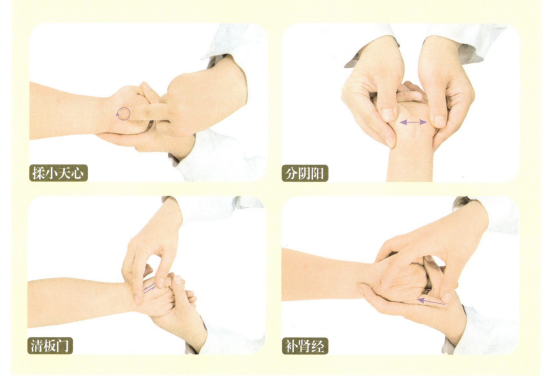

揉小天心　分阴阳　清板门　补肾经

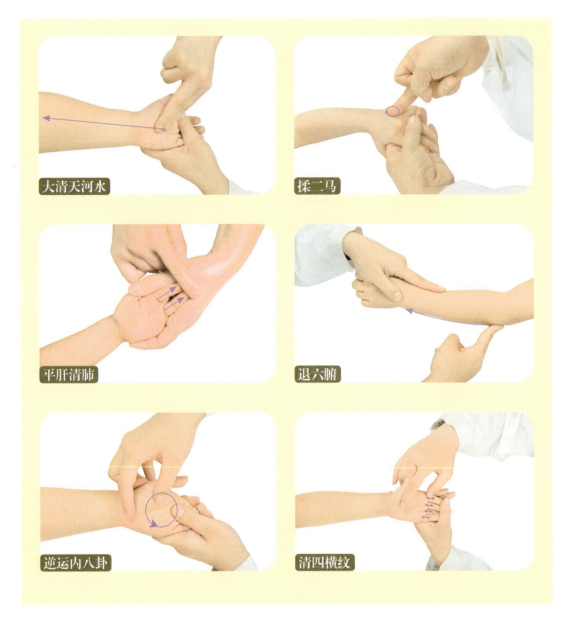

◎ 寒湿阻滞

【病因】孕母体弱多病，气血素亏，以致胎儿先天禀赋不足，脾阳虚弱，湿浊内生，或生后为湿邪所侵，湿从寒化，寒湿阻滞，以致气机不畅，肝失疏泄，胆汁外溢而致发黄。

【主症】起病缓，病程长，表现为阴黄，面目皮肤发黄，色泽晦暗，精神萎靡，体倦畏寒，四肢欠温，便溏色灰白，小便淡黄，舌质淡，苔白腻。

【治则】温中化湿，健脾益气。

【取穴】主穴：补脾经500次，推三关200次，分阴阳（阳重）100次，补肾经500次，揉外劳宫300次，揉小天心300次，揉小横纹300次。

配穴：逆运内八卦200次，清四横纹200次，揉二马200次，清天河水100次，摩腹揉脐100次。

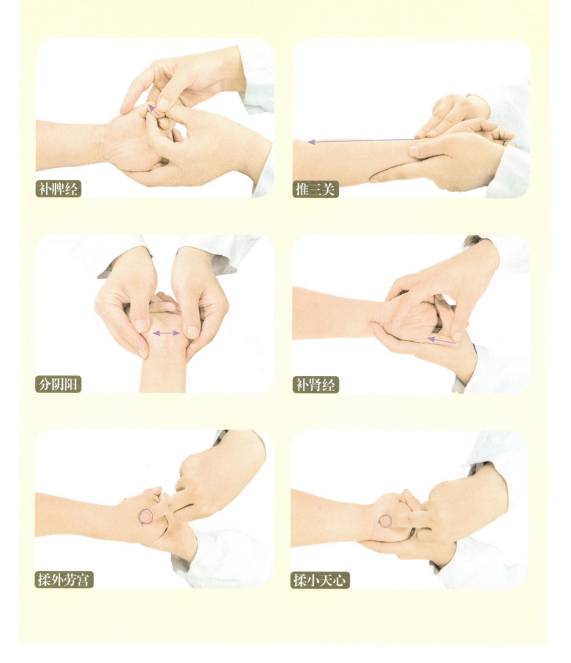

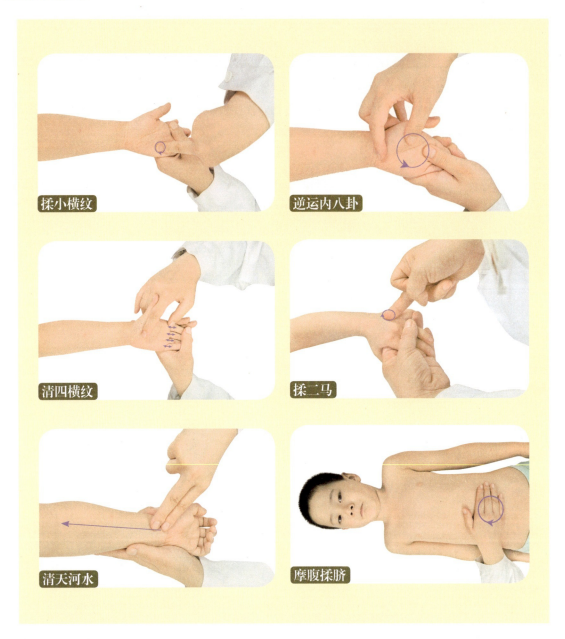

汗 证

小儿汗证是指在日常生活环境中,安静状态下,全身或局部汗出过多的一种疾病。一般分为自汗与盗汗,自汗是指无故汗出,动则尤甚;盗汗是指睡中汗出,醒时汗止。小儿往往自汗与盗汗并见,故统称为汗证。

◎ 表虚不固

【病因】小儿脏腑娇嫩,皮毛疏松,腠理不密,若先天禀赋不足,或病后体虚,或用药发散太过,可致表虚不固,卫失外护,心失所养而汗出过多。

【主症】自汗时出,或伴盗汗,汗出以头颈、胸背明显,动则尤甚,伴神疲乏力,形寒怕冷,四肢欠温,面白体弱,唇舌淡,苔薄白,平时易感冒。

【治则】益气固表,敛汗止汗。

【取穴】主穴:补脾经300次,推三关300次,补肺经300次,补肾经500次,揉肾顶500次。

配穴:分阴阳100次,揉小天心300次,揉二马200次,清天河水100次,揉肺俞100次,揉脾俞100次,捏脊3遍。

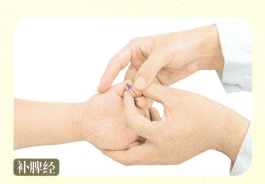
补脾经

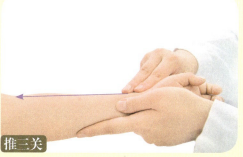
推三关

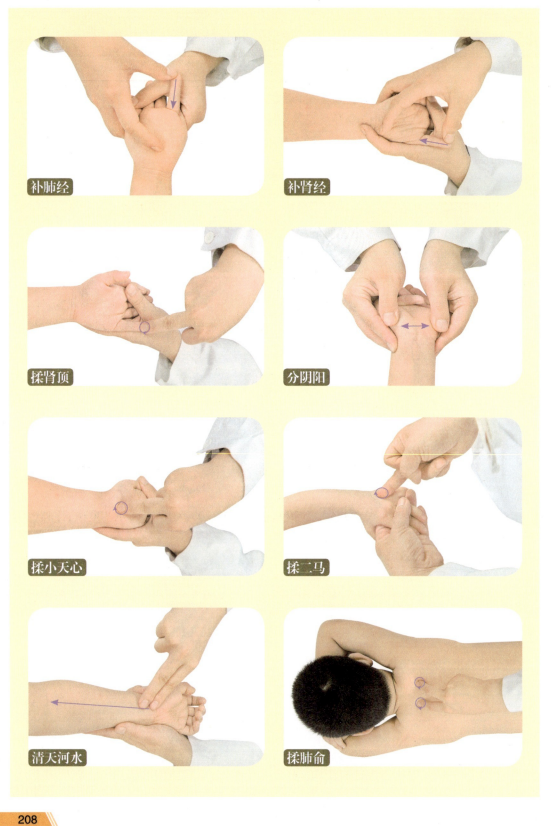

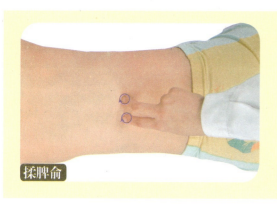

揉脾俞

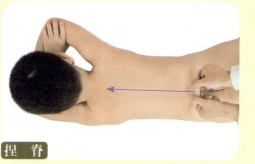

捏 脊

◎营卫不和

【病因】外感风寒,急慢性疾病后期,邪虽祛而正气未复,营卫不和,卫气不能外固,营阴不能内守,津液无以固敛。

【主症】以自汗为主,汗出遍身,汗后乏力,头痛发冷,恶风,鼻塞流涕,或时有低热或无热,精神倦怠,胃纳不佳,舌淡红,苔薄白或白腻。

【治则】调和营卫。

【取穴】主穴:揉小天心300次,揉一窝风300次,补肾经500次,清天河水100次,清板门300次,补脾经300次,揉肾顶500次。

配穴:分阴阳200次,推三关300次,清肺经300次。

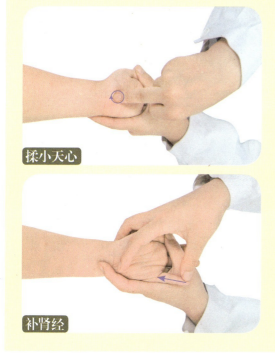

揉小天心

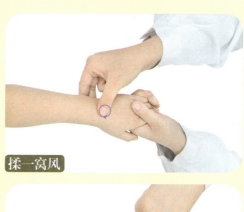

揉一窝风

补肾经

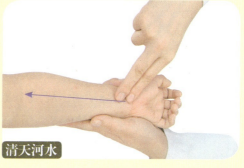

清天河水

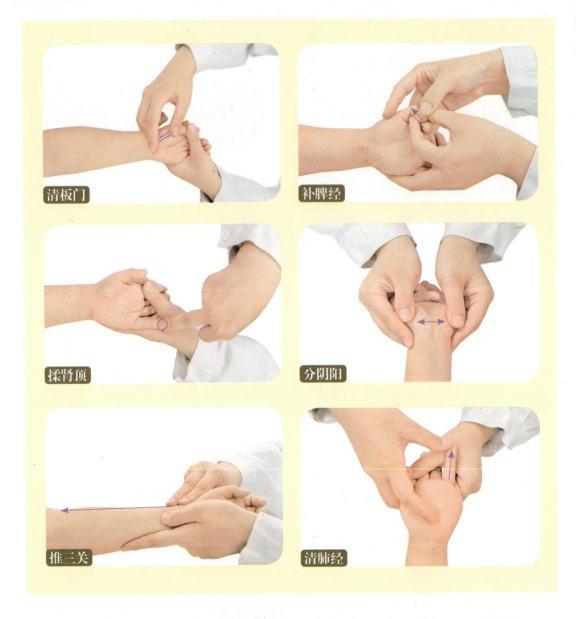

◎ 气阴两虚

【病因】热病、久病、重病后失调,或素体气阴两虚,气虚不能敛阴,阴虚易生内热,迫津外泄。

【主症】以盗汗为主,睡中汗出,醒时汗止,常伴自汗,汗出较多,遍身湿润,动则更甚,形寒肢冷,身体消瘦,神萎不振,睡眠少,烦躁易怒,睡中易惊醒,潮热颧红,手足心热,口干唇红,舌红少苔或剥苔。

【治则】益气养阴固表。

【取穴】主穴：补肾经 500 次，清板门 300 次，补脾经 300 次，推三关 300 次，揉小天心 300 次，揉肾顶 500 次。

配穴：揉二马 200 次，清四横纹 200 次，揉三阴交 100 次，揉涌泉 100 次。

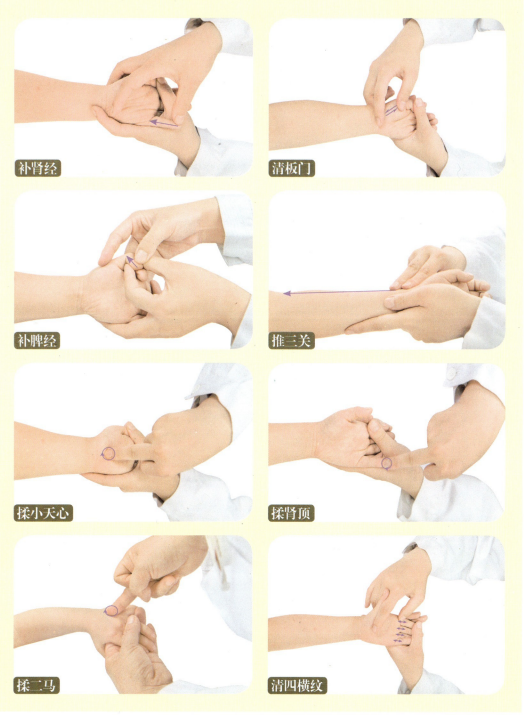

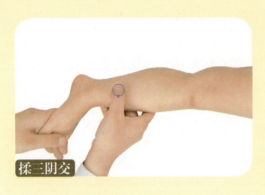
揉三阴交

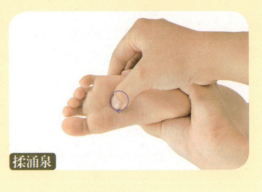
揉涌泉

◎脾胃积热

【病因】过食辛热肥甘厚味食品,脾胃损伤,或热病后里热未清,余邪郁积脾胃,积滞化热,积热蒸腾而汗出。

【主症】自汗盗汗并见,以额头、心胸、四肢明显,汗出绵绵,口渴口臭,腹胀纳呆,大便不调,睡卧不宁,舌干苔黄。

【治则】健脾消积,清热导滞。

【取穴】主穴:清板门500次,清四横纹400次,清天河水100次,揉肾顶500次。

配穴:补肾经500次,揉小天心300次,清补脾经500次,清肺经300次,揉足三里100次。

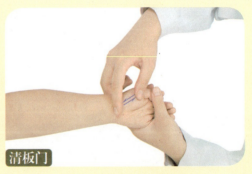
清板门

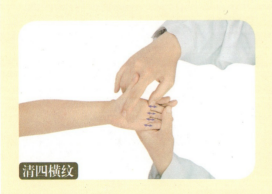
清四横纹

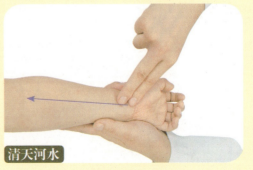
清天河水

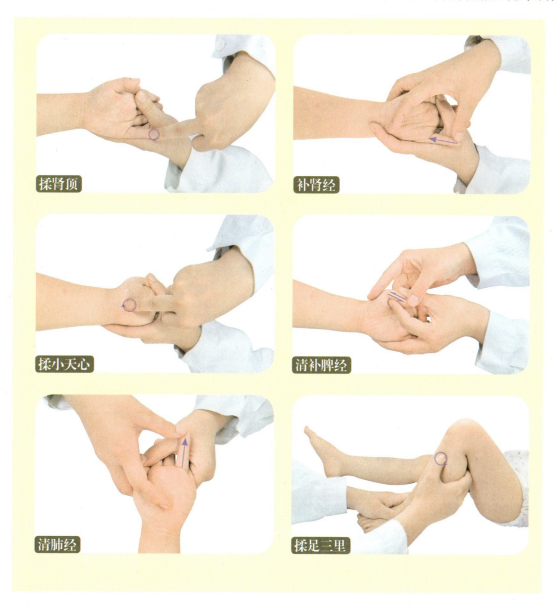

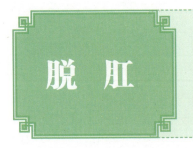

脱肛

脱肛又称直肠脱垂、直肠黏膜脱垂,是指肛管、直肠外翻或脱垂于肛门之外的一种病症,多见于2~4岁的小儿。脱肛日久,肛门松弛不收,易充血肿胀、出血,甚至局部组织坏死,故应尽早治疗。

◎气虚脱肛

【病因】小儿先天禀赋怯弱,或久泻久痢、久咳致脾肺气虚,中气不足,气虚下陷,无力升提,肛松肠脱而致脱肛。

【主症】便时脱肛,脱出物呈红色,末端较尖,轻者可自行回纳,重者不能自收,需用手托回。伴有面黄肌瘦,困倦乏力,自汗懒言,食少便溏,舌质淡红,苔薄白。

【治则】补中益气,升提固脱。

【取穴】主穴:补脾经700次,补肾经500次,揉外劳宫500次,顺运内八卦300次,补大肠700次。

配穴:揉小天心300次,推三关100次,按百会7次,揉龟尾200次,挤捏神阙(至皮肤轻度瘀血为度),捏脊6次,猿猴摘果10次。

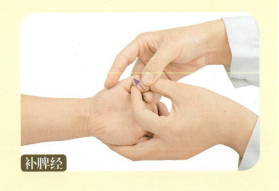
补脾经

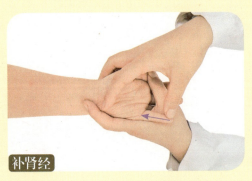
补肾经

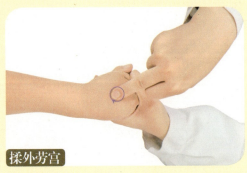
揉外劳宫

第四章 小儿常见病症的推拿治疗

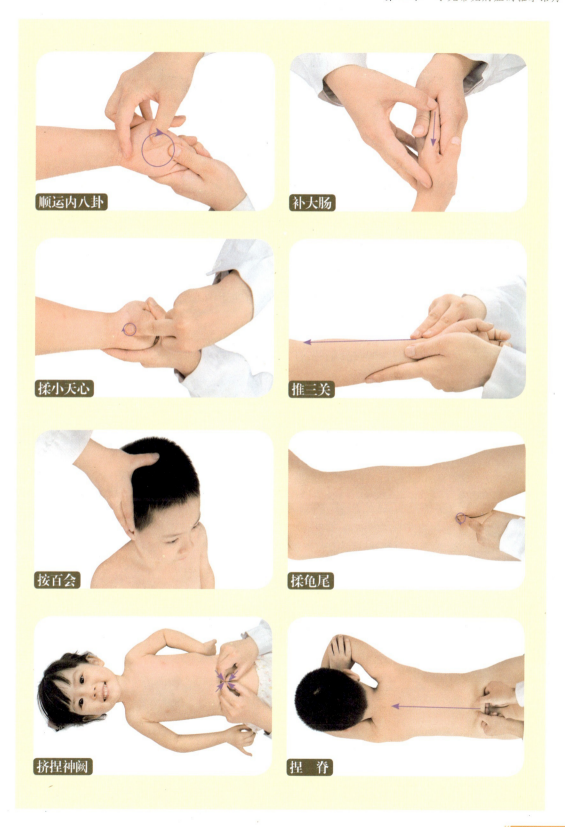

215

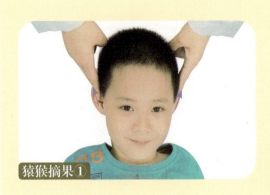
猿猴摘果①

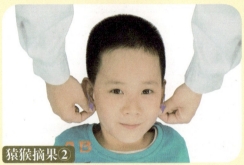
猿猴摘果②

【随症加减】①恶心呕吐者顺运内八卦改为逆运内八卦300次,并加清四横纹100次。

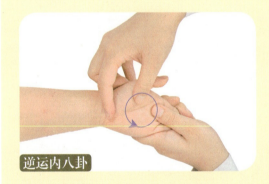
逆运内八卦

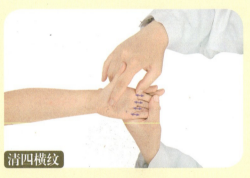
清四横纹

【随症加减】②腹泻者加利小肠200次,推箕门100次。

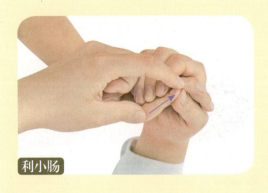
利小肠

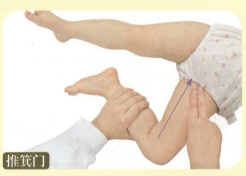
推箕门

【随症加减】③大便干者补大肠改为清大肠 300 次,加清肺经 300 次。

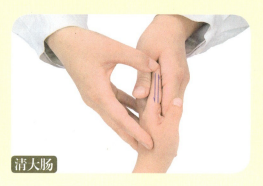
清大肠

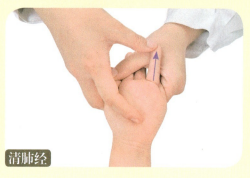
清肺经

◎ 实热翻肛

【病因】感受湿热之邪,湿热下注,或恣食厚味,饮食不节,胃肠积热,气滞不宣,致大便秘结,肛门肿痛,便时迫肛而出,而致本病。

【主症】肛门作肿,大便艰难,每排便肛门即翻出,脱出物翻叠不还,色紫红,刺痛瘙痒,甚者黏膜表面水肿糜烂,有少量血性分泌物。伴有面赤口干,大便秘结或热泻,小便黄少,舌红苔黄。

【治则】清热利湿,通便固肠。

【取穴】主穴:清四横纹 400 次,清肺经 300 次,退六腑 500 次,泻大肠 300 次。

配穴:补肾经 500 次,大清天河水 100 次,推下七节骨 30 次。

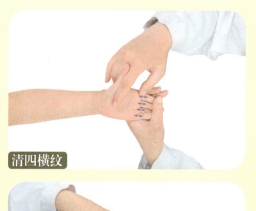
清四横纹

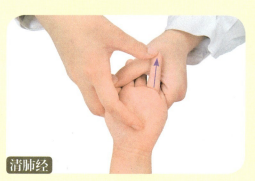
清肺经

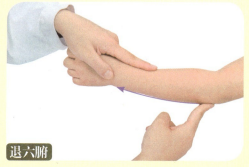
退六腑

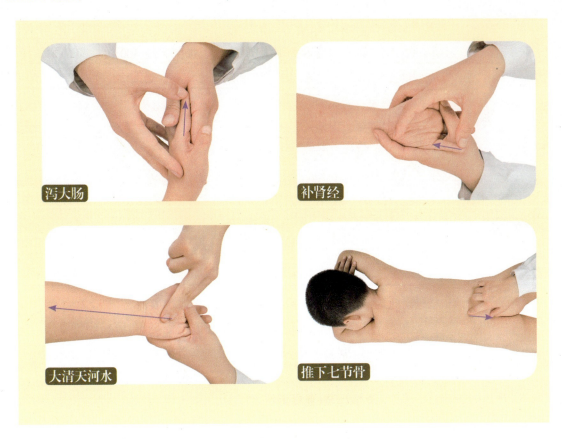

尿 频

尿频是指小便频数，每次尿量较少，甚至小便点滴而出的一种病症。临床多种疾病如泌尿系感染、结石等均可出现尿频，但本节所述主要是指神经性尿频，多因小儿在排尿时突受惊恐所致。

◎ 虚证

【病因】素体虚弱或病后失调，肾气不足，膀胱气化失常；肺脾气虚，水津不布；肾阴不足，不能上济心火，心火下迫，移热于膀胱，均可致尿频。

【主症】白天小便次数增多，日达数十次，每次尿量较少，质清稀，患儿无明显痛苦，睡眠时尿频症状消失，尿常规化验正常，常伴有面色无华、畏寒怕冷、神疲乏力、少气懒言、食少便溏、动则气喘等。

【治则】温肾壮阳，补脾益气，固摄缩尿。

【取穴】主穴：补肾经1000次，分阴阳200次，揉二马200次，揉外劳宫300次，掐曲骨7次，揉三阴交100次。

配穴：揉小天心300次，清天河水100次。

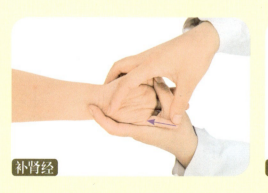

补肾经

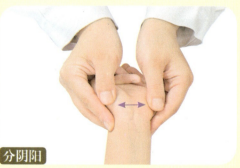

分阴阳

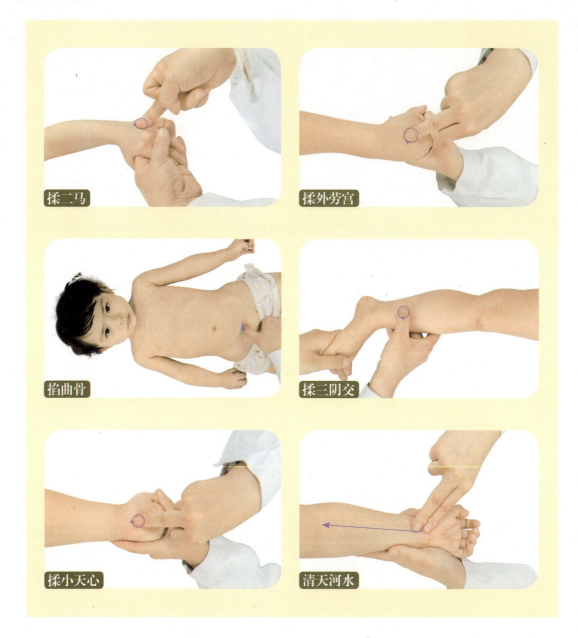

◎ 实证

【病因】湿热郁结,移热膀胱,致膀胱失约而尿频。

【主症】小便次数增多,或难以计数,每次尿量较少,甚至点滴而出,一般患儿无明显痛苦,偶见尿道口微红或尿有热感,尿常规化验正常,常伴有烦躁易怒、睡眠不安、面赤唇红、舌红苔黄腻等。

【治则】清热利湿,通淋利尿。

【取穴】主穴：补肾经 500 次，揉小天心 300 次，利小肠 300 次，清天河水 200 次。

配穴：揉二马 200 次，掐曲骨 7 次，揉三阴交 100 次。

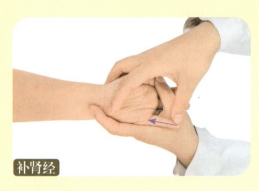
补肾经

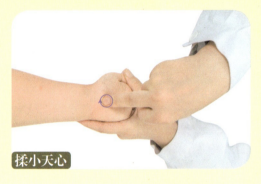
揉小天心

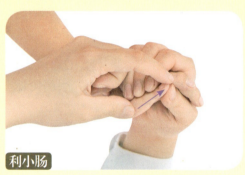
利小肠

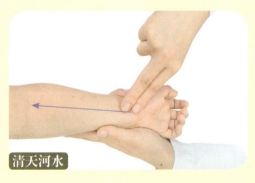
清天河水

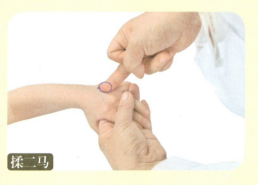
揉二马

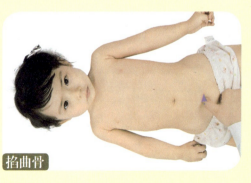
掐曲骨

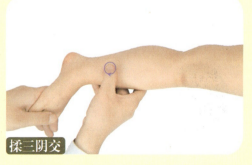
揉三阴交

遗 尿

遗尿是指5岁以上的小儿不能自主控制排尿,经常睡中小便自遗,醒后方觉的一种病症。病程往往较长,或反复发作,重者影响患儿的身心健康与生长发育。配合推拿的治疗可提高本病的治疗效果。

○ 肾阳不足

【病因】先天禀赋不足,或大病久病之后导致肾阳不足,膀胱气化功能失调而致遗尿。

【主症】睡中小便自遗,醒后方觉,多则一夜数次,小便清长,面色青白,形寒蜷卧,肢凉怕冷,腰酸腿软,舌淡苔白,或智力落后。

【治则】温补肾阳,固涩小便。

【取穴】主穴:补肾经1000次,揉二马200次,揉外劳宫300次,掐曲骨7次,揉三阴交100次。

配穴:补脾经500次,揉一窝风300次,逆运内八卦200次,清四横纹200次,挤捏神阙(以皮肤轻度瘀血为度),揉丹田200次,揉肾俞30次,横擦八髎(以热为度)。

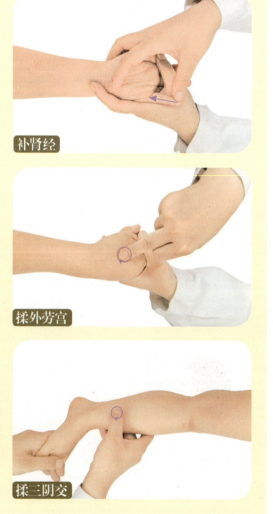
补肾经

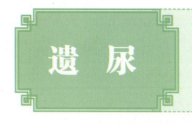
揉二马

揉外劳宫

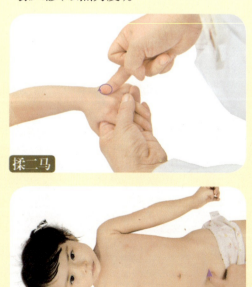
掐曲骨

揉三阴交

第四章 小儿常见病症的推拿治疗

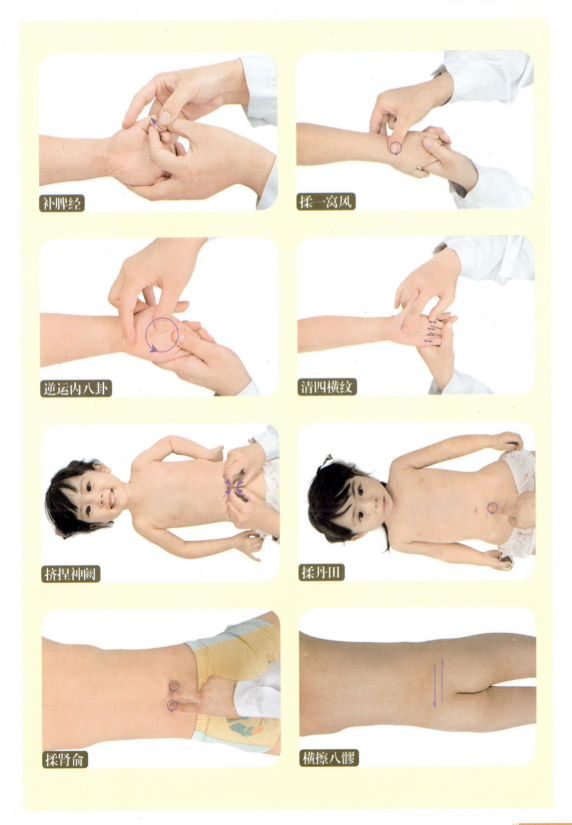

◎脾肺气虚

【病因】因肺有通调水道,下输膀胱的作用,脾主运化水湿而能制水,若病后失调致脾肺气虚,则上虚不能制下,致使无权约束水道而遗尿。

【主症】多发生在大病之后,睡中遗尿,尿频尿少,面色无华,神疲乏力,少气懒言,食欲不振,大便溏薄,常自汗出,咳嗽气短,易感冒,舌淡苔薄。

【治则】健脾益气,固涩小便。

【取穴】主穴:补脾经700次,清板门300次,揉一窝风300次,推三关100次,揉肾顶200次。

配穴:逆运内八卦200次,掐曲骨7次,摩腹500次,捏脊3次。

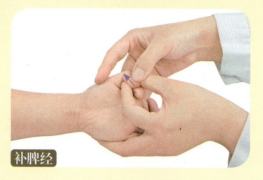
补脾经

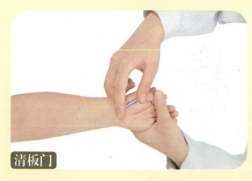
清板门

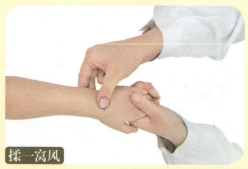
揉一窝风

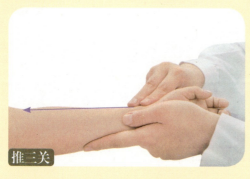
推三关

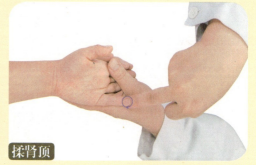
揉肾顶

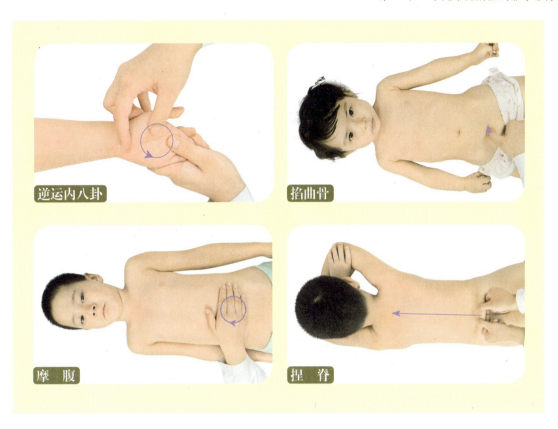

◎肝经湿热

【病因】肝经湿热郁结,蕴伏下焦,移热于膀胱,致膀胱开合失司而遗尿。

【主症】睡中遗尿,尿少尿黄,尿味腥臊,或尿浑浊,性情急躁,夜间梦语,面赤唇红,目睛红赤,舌红苔黄腻。

【治则】清泻肝热,利湿固涩。

【取穴】主穴:补肾经500次,清肝经500次,揉小天心300次,利小肠300次,清天河水100次。

配穴:揉三阴交100次,推箕门100次。

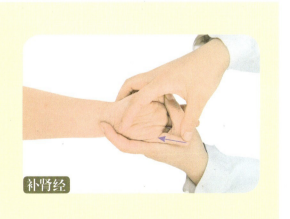

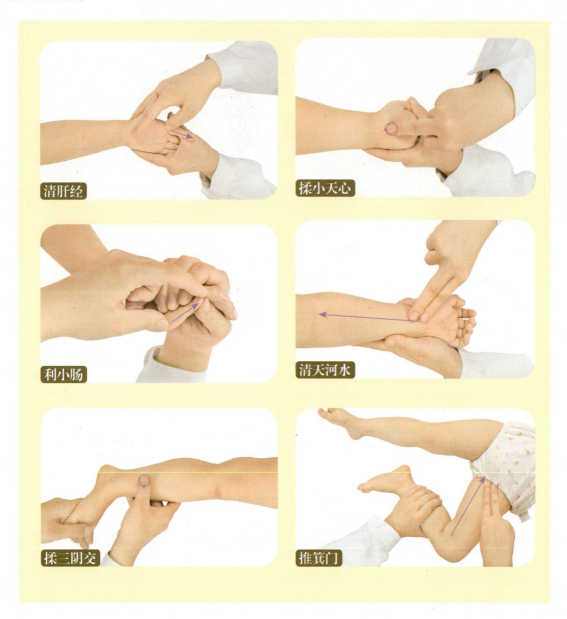

第五章

小儿保健推拿

一 安神保健推拿

小儿易出现烦躁不安、夜寐不宁、易惊或惊哭惊叫等症状,是因小儿神经系统发育不健全,对外界事物的刺激易引起强烈反应,因此接触异物、异声则易受惊,造成气机紊乱而惊悸不安、惊厥。小儿热证居多,易发生惊厥抽搐,祖国医学认为心主惊,肝主风,故安神保健推拿法是小儿常用的方法之一。

【处方】①揉小天心500次,分阴阳300次,补肾经500次,清肝经300次,大清天河水300次。症状重者加揉心俞、肝俞、膈俞、肾俞各200次。

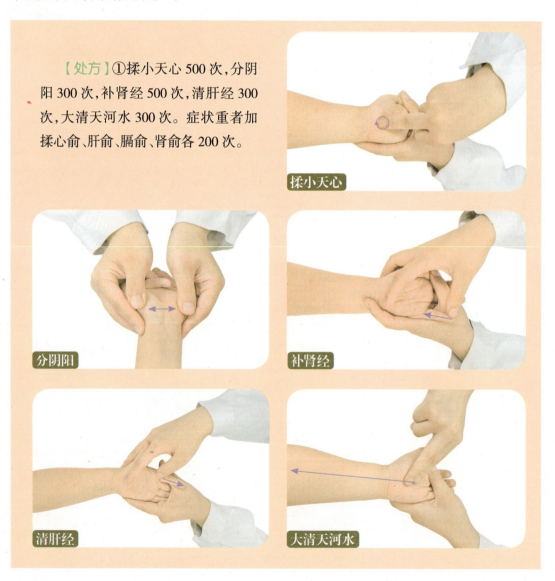

第五章 小儿保健推拿

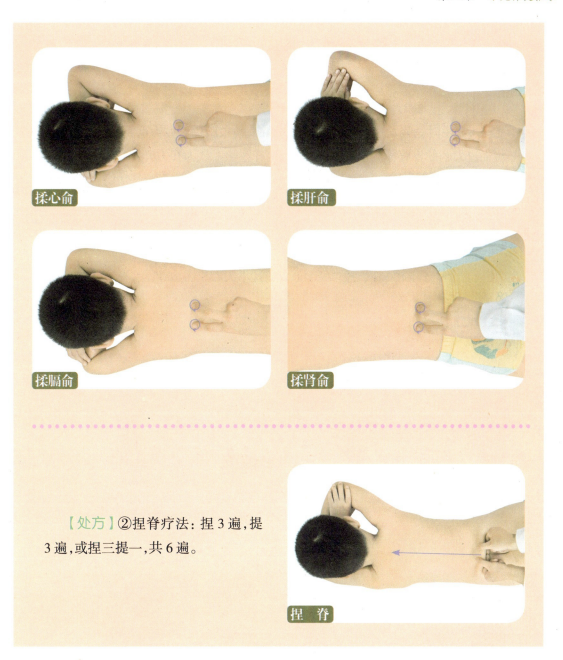

【处方】②捏脊疗法：捏3遍，提3遍，或捏三提一，共6遍。

【疗程】每晚一次，14天为一个疗程，中间休息一周再进行第二个疗程。
【作用】镇静，安眠，熄风。
【适用范围】烦躁，惊悸不安，夜寐不宁，惊哭惊叫，惊风，抽搐。

二 益智保健推拿

小儿在 1~3 岁时是脑发育最快的时期,因此在此阶段脑保健尤为重要。目前国内外许多学者都将促进大脑的发育作为研究的重点项目,有些学者认为智力开发越早越好,3 岁以前是关键期,智商的高低取决于先天肾精是否充盛,智商低者多因先天胎气怯弱、肾气亏或后天肾虚所致。因此,不论先天、后天因素,总离不开肾虚,要提高小儿智力,必须从补肾着手。

【处方】补肾经 1000 次,揉二马 1000 次,揉小天心 500~1000 次,补脾经 500 次。

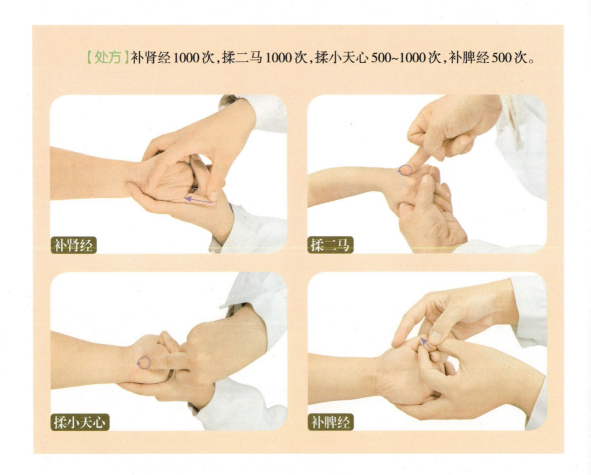

补肾经　　揉二马　　揉小天心　　补脾经

【疗程】健康儿 14 天为一个疗程,脑病者,30 天为一个疗程,中间休息一周,可继续推拿第二个疗程。

【作用】健脑益智。"肾主骨、生髓,通于脑",补肾经、揉二马有健脑作用,促进骨骼的生长发育。小天心为诸经之祖,揉小天心可增强补肾的作用,尤其是其安神镇惊的作用效果显著。肾为先天之本,主藏五脏之精气,脾为后天之源,输水谷之精微以养五脏,人的生命活动的维持,取决于先后天的合作,因此补肾经常与补脾经相配应用。

【适用范围】健康儿,先天不足与后天失调儿,脑发育不全儿,五迟五软,脑瘫,各种脑病及后遗症,黄疸儿。

健脾和胃保健推拿

脾为后天之本,主运化输布营养精微,升清降浊,为营血生化之源,五脏六腑四肢百骸皆赖以养。胃有受纳水谷和腐熟水谷的功能。人体主要靠脾胃化生气血供养,小儿生长发育快,需要的营养多,脾胃负担又重,加之外因影响,如喂养不当、气候变化等因素,导致脾胃功能紊乱,出现腹泻、腹胀、呕吐等病症,日久造成厌食、疳证等。因此健脾和胃保健推拿法是保护小儿健康成长的一种好方法。

【处方】①补脾经 500 次,清板门 500 次,补肾经 500 次,逆运内八卦 300 次,揉足三里 200 次。

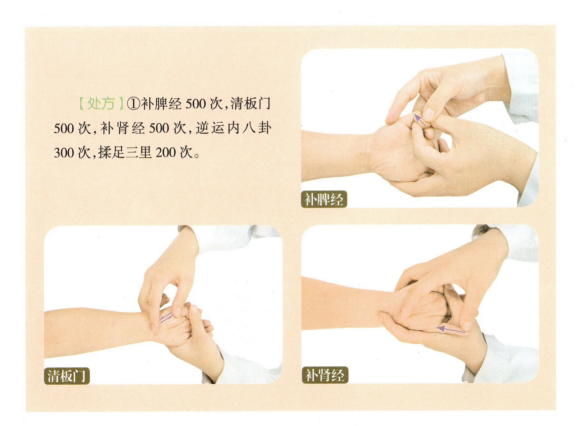

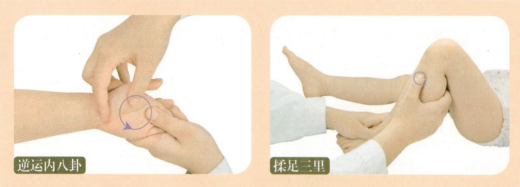

【处方】②摩腹(顺时针、逆时针共300次),揉脾俞、胃俞、肾俞各200次。

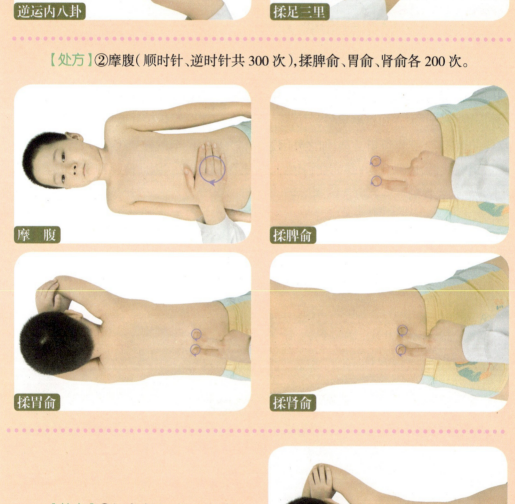

【处方】③捏脊疗法:捏3遍,提3遍,或捏三提一,共6遍。

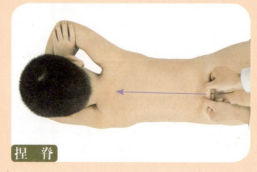

【疗程】每晚一次,"方①"14 天为一个疗程,中间休息 7 天,继续第二个疗程,两个疗程即可。"方②"30 天为一个疗程,根据病情决定疗程,一般一个疗程症状消失,如再继续一个疗程效果更好。"方③"30 天为一个疗程。

【作用】健脾和胃,提高消化吸收功能,增强体质,促进生长发育。

【适用范围】脾胃虚弱或受损者,如腹痛、腹胀、呕吐、腹泻等,以及厌食、疳证。

四 保肺推拿法

小儿肺常不足,肺是清虚之体,极易受邪,又不耐寒热,故为娇脏,难调易伤。小儿除肺气娇弱外,脾常不足,因脾为肺之母,母病及子,故脾气弱,则肺气亦不足,外邪乘虚而入,使肺失清肃,而产生呼吸道疾患。若脾气旺,则水谷精微之气上注入肺,卫外自固,外邪无从而入。肺气强弱与否,实赖于后天脾胃之气,因此要预防外邪入侵,必须健脾胃,并及时疏散风寒,故常用健脾保肺的推拿法,来调和营卫、宣通肺气,增强抗病能力,预防感冒及咳喘等病症的发生。

【处方】①补脾经 1000 次,清板门 500 次,补肾经 500 次,揉二马 300 次,清肺经 300 次,逆运内八卦 300 次,清天河水 200 次、揉足三里 200 次。

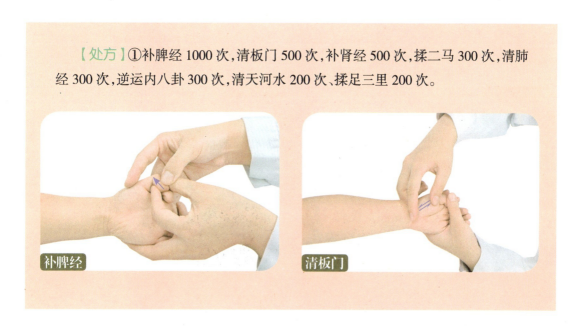

补脾经　　　清板门

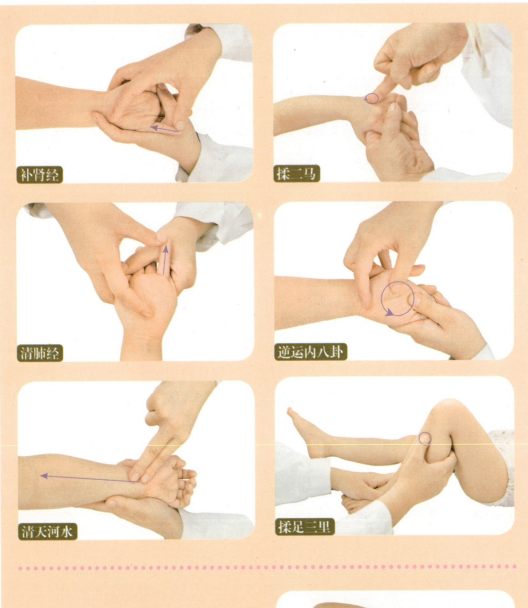

【处方】②揉肺俞、脾俞、胃俞、肾俞各200次,揉足三里1000次。

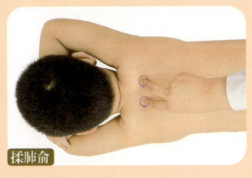

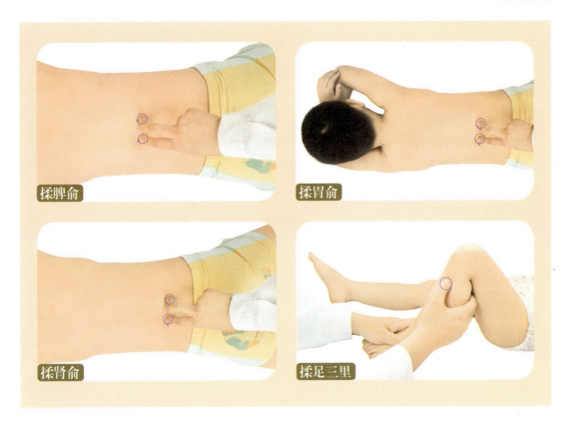

【疗程】"方①"每天一次,推拿14天为一个疗程,中间休息7天,必要时再继续第二个疗程。

"方②"每天一次,30天为一个疗程,必要时再继续第二个疗程。

【作用】益气宣肺,顺气化痰,扶正祛邪,固表,提高身体的抗病能力而预防呼吸道疾病的发生。

【运用范围】体弱儿,咳、喘患儿,反复呼吸道感染、肺疾恢复期的小儿。

 佝偻病保健推拿

佝偻病是婴儿时期常见的一种慢性营养缺乏症,属中医"五迟五软、驼背、鸡胸、解颅"等范畴。本病多因先天不足,或后天营养失调所致。现代医学为维生素D缺乏、钙磷代谢紊乱而致骨骼、神经、肌肉系统异常。多见于3岁以下小儿,主要表现为虚胖,面色㿠白或青白,神疲,烦躁,哭闹,多汗,易惊,发稀黄成绺,囟门逾期不合,方颅,枕后环秃,肌肉松弛,肋骨串珠,游离肋外翻,骨骼畸形,如龟背、鸡胸、下肢骨弯曲等。由于营养失调,气血不足,抵抗力差,易患感冒、咳喘、脾胃疾患,因此应注意保健调养。

【处方】①补肾经500次,揉二马100次,补脾经1000次,推三关300次,揉外劳宫300次,揉小天心300次,清天河水200次,揉肾顶200次,逆运内八卦300次,清四横纹200次。

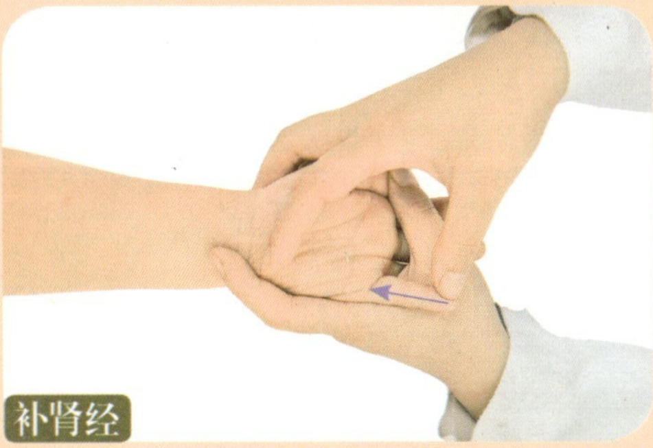

补肾经

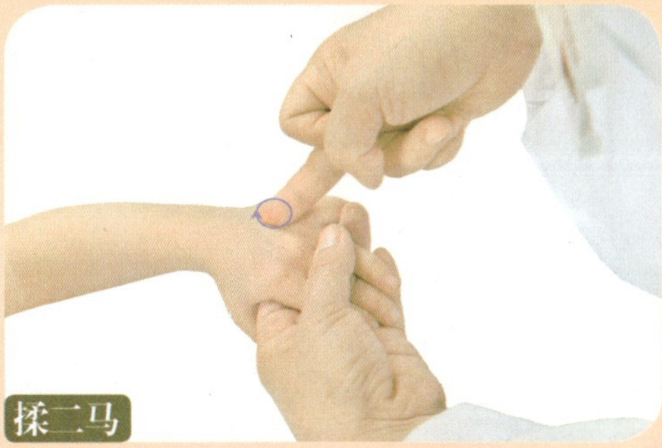

揉二马

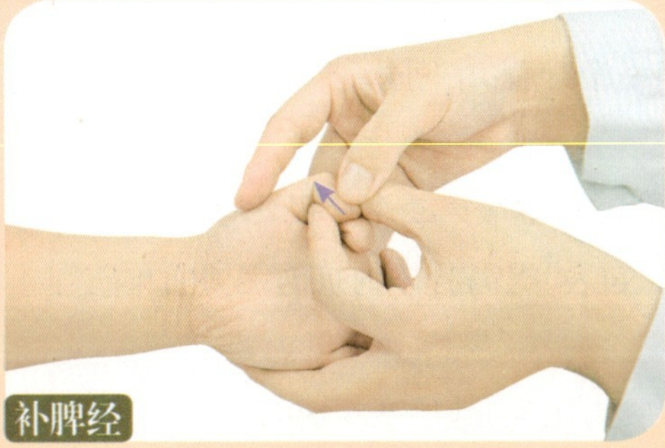

补脾经

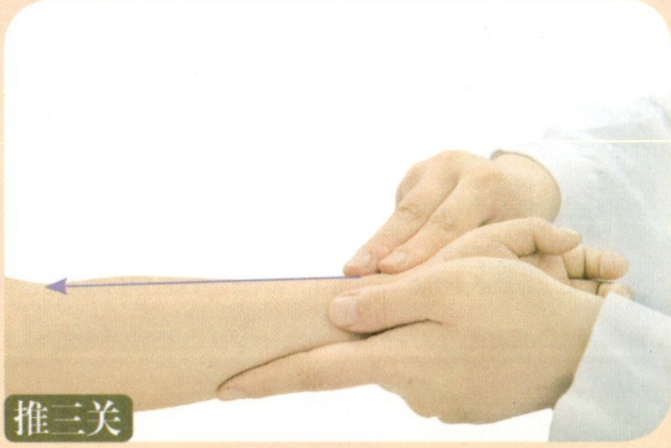

推三关

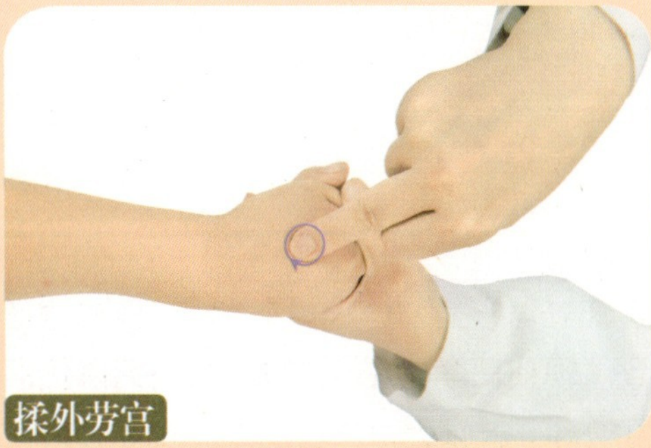

揉外劳宫

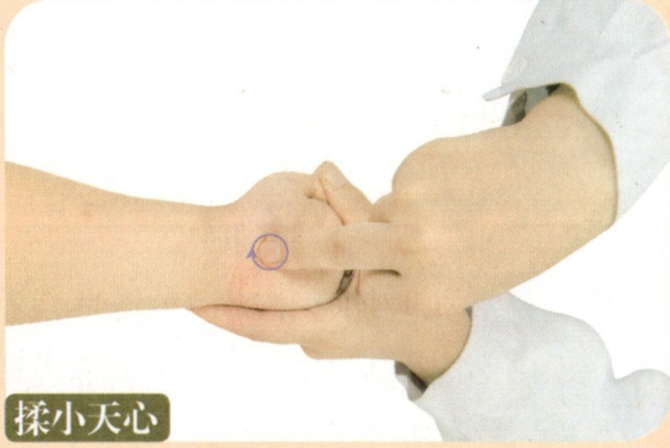

揉小天心

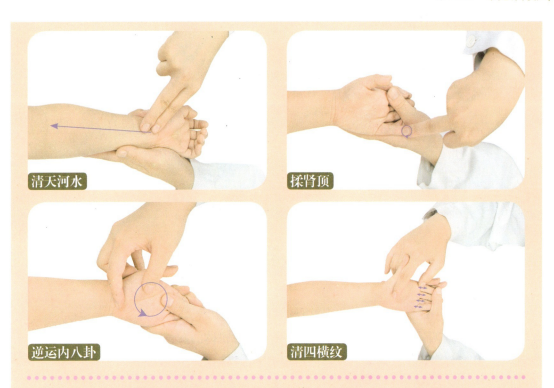

【处方】②捏脊疗法：捏3遍，提3遍，或捏三提一，共6遍。捏脊结束后可按揉心俞、肝俞、膈俞、肾俞各100次，揉足三里200次，效果更佳。

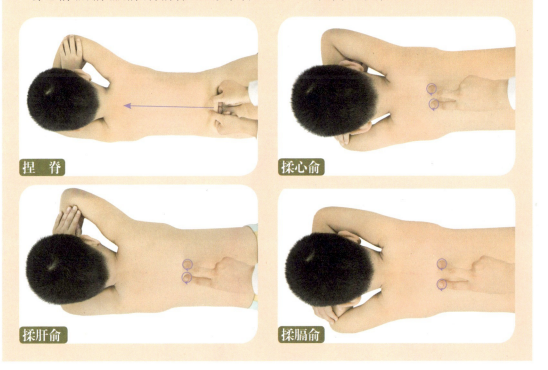

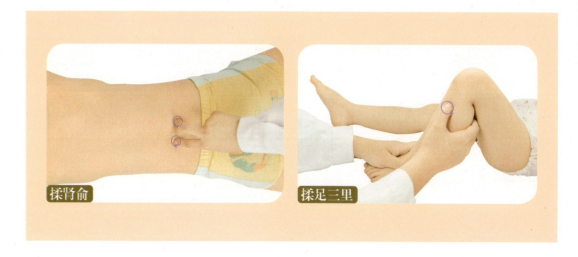

揉肾俞　揉足三里

【疗程】"方①、方②"均可每天一次,30天为一个疗程,中间休息7天,必要时再继续第二个疗程。一般1~2个疗程即可停止治疗,关键在于护理。

【作用】调补先、后天肾、脾的不足,恢复小儿机体的发育。

补肾经、揉二马,可温肾固本,大补元气,强筋壮骨,改变面青。补脾经、推三关、揉外劳宫,调节脾胃,培补后天气血,恢复肌肉松弛,改变面黄或㿠白。揉小天心、清天河水,可镇惊除烦,矫正畸形。揉肾顶,可止汗。逆运内八卦、清四横纹,调中助消化。捏脊,可兴奋五脏六腑,恢复其脏腑功能,以助生长发育。

【适用范围】发育迟缓,抵抗力低下,出汗多,易惊,易感冒,咳喘,纳差,腹胀,呕吐,五迟五软,畸形。

图书在版编目（CIP）数据

张汉臣小儿推拿 / 张锐主编. — 青岛：青岛出版社，2017.5
ISBN 978-7-5552-5298-6

Ⅰ.①张… Ⅱ.①张… Ⅲ.①小儿疾病—推拿 Ⅳ.①R244.15

中国版本图书馆CIP数据核字（2017）第085071号

《张汉臣小儿推拿》编委会

主　编　张　锐
副主编　岳崇玉　王艳霞　孙晓霞　张芙蓉
编　委　孙　敏　夏晓菲　孙晓玲　明　艳　王芙蓉
　　　　姜淑梅　王　冲　杨　颉　侯　方　尹相丛

书　名	张汉臣小儿推拿
出版发行	青岛出版社
社　址	青岛市海尔路182号（266061）
本社网址	http://www.qdpub.com
邮购电话	（0532）68068026　13335059110
策划编辑	刘晓艳
责任编辑	王秀辉
装帧设计	魏　铭
图片摄影	李春帆
照　排	青岛双星华信印刷有限公司
印　刷	青岛新华印刷有限公司
出版日期	2017年7月第1版　2019年5月第3版　第4次印刷
开　本	16开（710 mm × 1010 mm）
印　张	15.5
字　数	120千字
图　数	130幅
印　数	19001-25000
书　号	ISBN 978-7-5552-5298-6
定　价	39.80元

编校印装质量、盗版监督服务电话　4006532017　0532-68068638

建议陈列类别：中医保健　小儿推拿